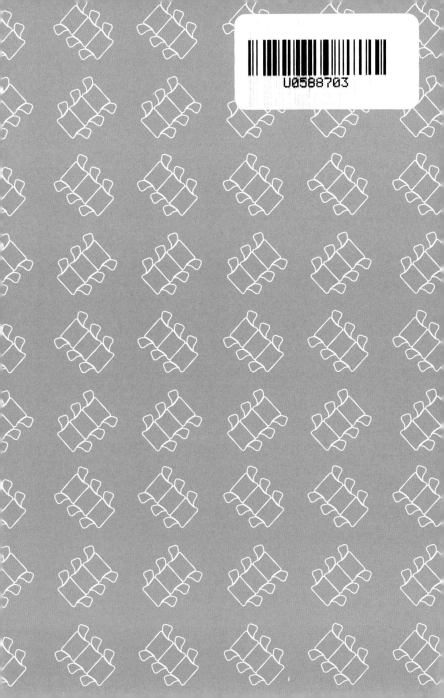

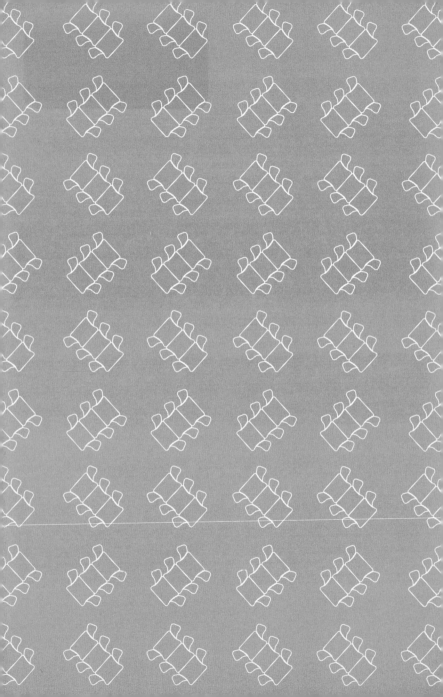

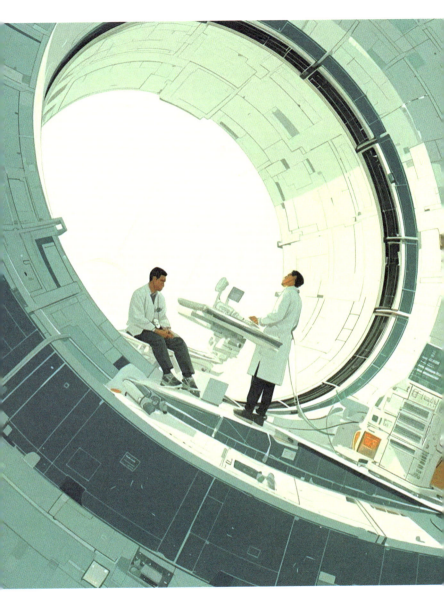

放疗前，专家会诊治疗方案

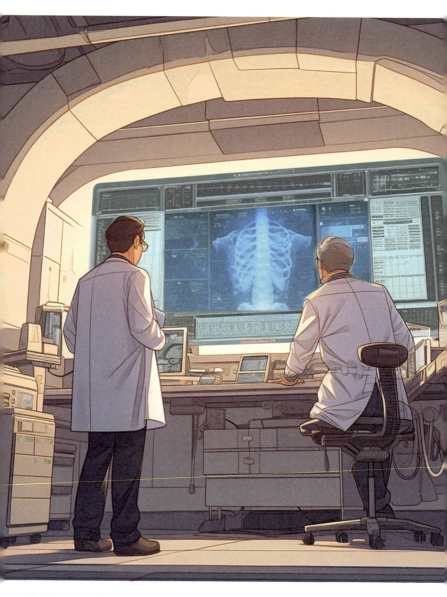

放疗前，专家会诊评估病情

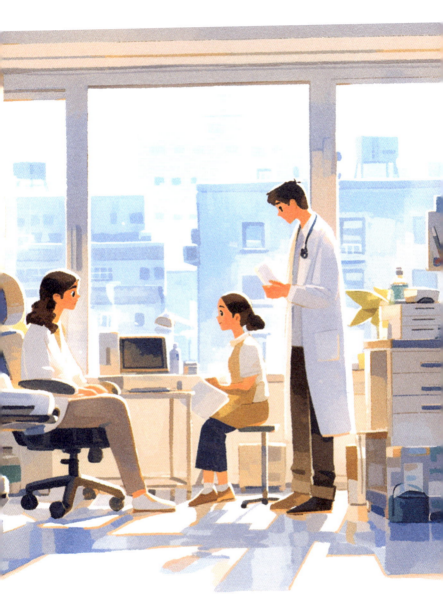

放疗前，医患床旁沟通了解

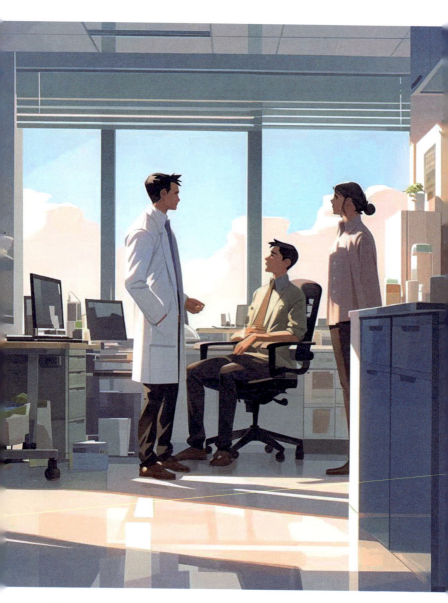

医患协商确定放疗方案

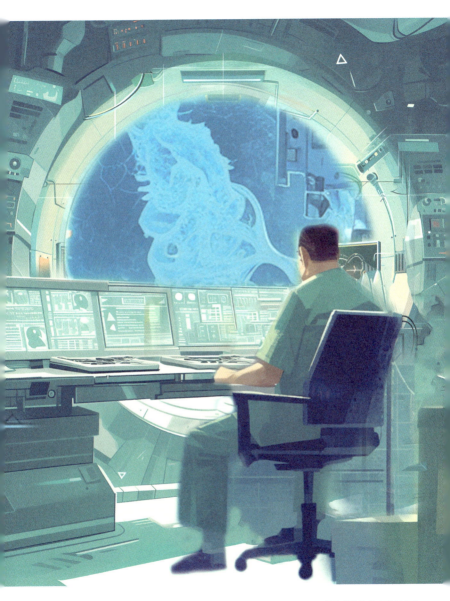

精准放疗开始了

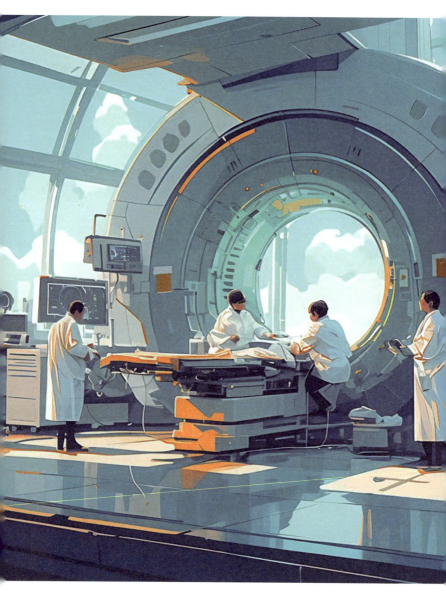

放疗医师和技师在严谨而紧张地工作

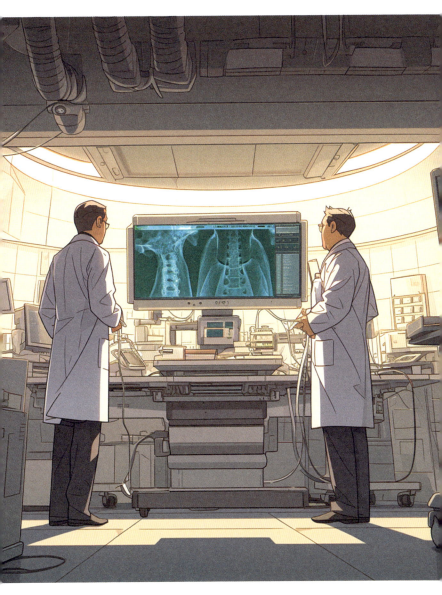

放疗后，专家在分析评估疗效

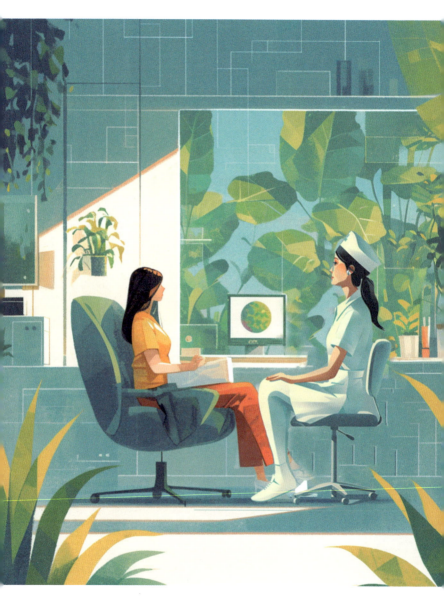

放疗后，医患沟通回访事宜

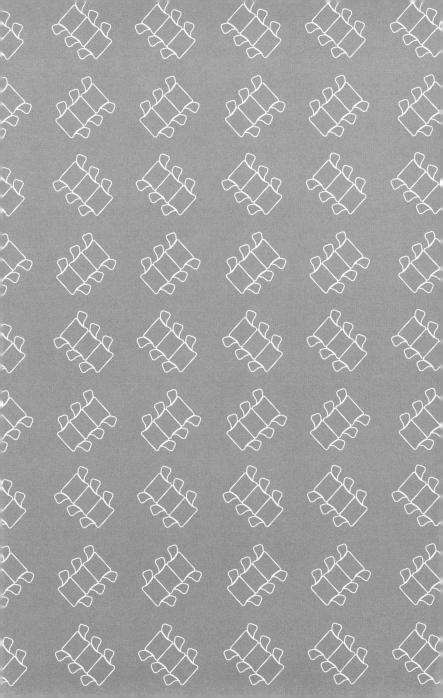

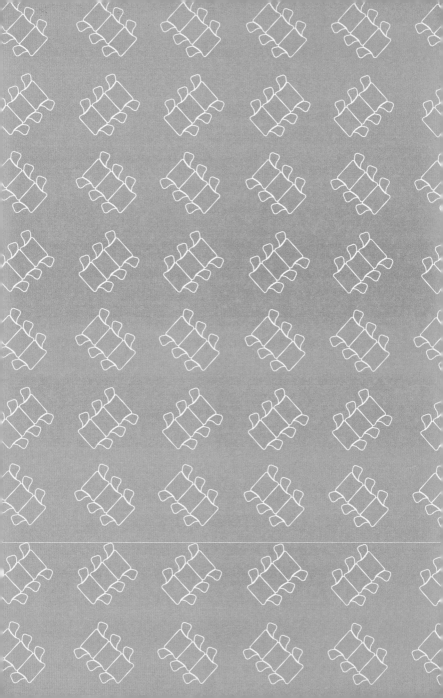

科普中国·健康大百科
（第一辑）

肿瘤放射治疗科普丛书（融媒体版） 总主编 王俊杰 刘友良

"骨"注一掷，"瘤"暗花明

骨与软组织肿瘤
放射治疗

主编 李 涛 吕家华

中国科学技术出版社
·北 京·

图书在版编目（CIP）数据

骨与软组织肿瘤放射治疗 / 李涛，吕家华主编 . 一北京：中国科学技术
出版社，2024.6

（肿瘤放射治疗科普丛书：融媒体版 / 王俊杰，刘友良主编）
ISBN 978-7-5236-0723-7

Ⅰ . ①骨… Ⅱ . ①李… ②吕… Ⅲ . ①骨肿瘤 – 放射疗法②软组织肿瘤 –
放射疗法 Ⅳ . ① R738.1 ② R738.6

中国国家版本馆 CIP 数据核字（2024）第 089546 号

策划编辑	王久红　焦健姿
责任编辑	王久红
装帧设计	东方信邦
责任印制	徐　飞

出　　版	中国科学技术出版社
发　　行	中国科学技术出版社有限公司
地　　址	北京市海淀区中关村南大街 16 号
邮　　编	100081
发行电话	010-62173865
传　　真	010-62179148
网　　址	http://www.cspbooks.com.cn

开　　本	787mm×1092mm　1/32
字　　数	52 千字
印　　张	3.75
彩　　插	12
版　　次	2024 年 6 月第 1 版
印　　次	2024 年 6 月第 1 次印刷
印　　刷	北京盛通印刷股份有限公司
书　　号	ISBN 978-7-5236-0723-7/R · 3262
定　　价	39.80 元

编者名单

主　编　李　涛　吕家华

副主编　匡　浩　王　春

编　者　（以姓氏笔画为序）

马洪良　四川省肿瘤医院骨外科

王　春　四川省肿瘤医院放疗科

匡　浩　四川省肿瘤医院放疗科

库容华　四川省肿瘤医院放疗科

吕家华　四川省肿瘤医院放疗科

苏　越　四川省肿瘤医院放疗科

李　涛　四川省肿瘤医院放疗科

李厨荣　四川省肿瘤医院放疗科

张　容　四川省肿瘤医院骨外科

范　羽　四川省肿瘤医院放疗科

易　颖　四川省肿瘤医院骨外科

周小涵　四川省肿瘤医院放疗科

郑秀梅　四川省肿瘤医院放疗科

郭琪予　四川省肿瘤医院放疗科

黄凤翔　四川省肿瘤医院放疗科

梁　龙　四川省肿瘤医院放疗科

漆云翔　四川省肿瘤医院放疗科

丛书编委会

序

　　恶性肿瘤已经成为严重威胁国人健康的主要疾病。目前肿瘤治疗主要有手术、放射治疗和化学治疗三大手段。根据世界卫生组织统计肿瘤患者中约70%需要借助放射治疗达到根治、姑息或者配合手术行术前或术后放射治疗。

　　自伦琴发现X射线、居里夫人发现放射性元素镭之后，利用射线治疗肿瘤逐渐成为人类抗击恶性肿瘤的主要手段。随着计算机技术进步、放射治疗设备研发水平提高、数字化控制能力增强，放射治疗技术得以飞速发展，涌现出三维适形放射治疗、调强放射治疗、影像引导下放射治疗等一大批全新的照射技术，放射治疗的理念发生根本性变革，治疗疗程大幅度缩短、精度和效率大幅度提高，已经全面进入精确和精准时代，在皮肤癌、鼻咽癌、喉癌、早期肺癌、肝癌、前列腺癌、宫颈癌等治疗领域达到与外科相媲美的疗效，催生出了放射外科、立体定向放射治疗、放疗消融、近距离消融、介入放射治疗等全新的概念，极大提高了肿瘤综合治疗水平。

　　为提高国人对肿瘤放射治疗认知，由中华医学会放射肿瘤治疗学分会、中国核学会近距离治疗分会，联合北京趣头条公益基金会组织全国从事肿瘤放射治疗领域的知名中青年专家学者共同编写了这套我国第一部肿瘤放射治疗科普丛书，系统阐述了放射治疗领域的新技术、新疗法和新理念，特别是将放射治疗的各种技术在各系统肿瘤中的应用以科普形式进行了介绍，语言通俗易懂，图文并茂；文本与音频视频相融合，宜读可听可看；看得懂，学得会，用得上；旨在提升整个社会对放射治疗的认知水平，使广大肿瘤患者科学、系统、全面地了解肿瘤放射治疗，为健康中国战略的实施做出放疗人应有的贡献。

中华医学会放射肿瘤治疗学分会
主任委员
中国核学会近距离治疗与智慧放疗分会
主任委员

王俊杰

前　言

　　骨与软组织肿瘤，是独立于上皮组织来源或造血系统之外的第三类人体肿瘤，其组织学类型极其复杂，发病后不易引起重视。不管是在肿瘤专科医院，还是在综合医院，专门从事骨与软组织肿瘤治疗的专业医生总体上较少，这就造成该类肿瘤科普力度较为薄弱，广大民众对此知之甚少，也导致基层医疗机构对该类肿瘤重视不足，缺乏规范化的治疗手段。

　　骨与软组织肿瘤有其独特的临床特点，其病程及治疗都有别于其他肿瘤，主要累及人类的运动系统，可致残，影响个人生活，加重家庭和社会负担。此外，骨与软组织肿瘤治疗后还须配合康复训炼。因此，对于中晚期的骨与软组织肿瘤及力求保肢的患者，手术、放疗和药物三种治疗的有机结合是提高肿瘤治愈率及生活质量的关键。

　　在手术、放疗和药物这三种治疗手段中，手术治疗和药物治疗对广大民众较为熟悉，但对放疗则知之甚少。这主要与开展放疗的设备昂贵，对医院及人员要求较高有关。由于放疗在我国基层医疗机构中的缺失，大多数骨与软组织肿瘤患者失去了治愈的机会，要么忍受截肢的痛苦，要么经历多次手术，给患者及其家庭造成了极大的身心痛苦和难以承受的经济负担。

本书正是基于骨与软组织肿瘤的独特性，特别设计了形象直观的图片，通过通俗易懂的语言，解析骨与软组织肿瘤的表现，放射治疗的设计策略、操作计划和步骤，以及患者配合注意事项，希望既能让患者做到不谈瘤色变，又能让医务人员不掉以轻心，让疾病能够早发现、早诊断、早规范治疗。同时，我们也希望借助这样的科普宣传，能够把骨与软组织肿瘤的一些国际国内新治疗进展介绍给广大医务工作者，从而更好地造福骨与软组织肿瘤的患者。

本书涉及内容繁多，如有错漏及不妥之处，敬请不吝指正。

李涛　吕家华

放疗名词解释

放疗　放疗为放射治疗的简称，是一种利用高能射线来杀灭肿瘤细胞的治疗方法。

化疗　化疗是化学治疗的简称，利用化学合成药物杀伤肿瘤细胞、抑制肿瘤细胞生长的一种治疗方法。

靶向治疗　靶向治疗是在细胞分子水平上，以肿瘤细胞的标志性分子为靶点，干预细胞发生癌变的环节，如通过抑制肿瘤细胞增殖、干扰细胞周期、诱导肿瘤细胞分化、抑制肿瘤细胞转移、诱导肿瘤细胞凋亡及抑制肿瘤血管生成等途径达到治疗肿瘤的目的。

免疫治疗　免疫治疗是利用人体的免疫机制，通过主动或被动的方法来增强患者的免疫功能，以达到杀伤肿瘤细胞的目的，为肿瘤生物治疗的方法之一。

TOMO刀　又称螺旋断层调强放射治疗，集合了调强适形放疗、影像引导调强适形放疗以及剂量引导调强适形放疗于一体，其独创性的设计使直线加速器与螺旋CT完美结合，突破了传统加速器的诸多限制。

射波刀　又称"三维立体定向放射手术机器人"，其核心技术是以机器人的工作模式来驱动一台医用直线加速器，它属于立体定向放射治疗（SRS/SBRT）的范畴，有着疗程短、剂量率高，治疗范围广、影像引导速度快和运动器官动态追踪能力强等特点。

伽马刀　是一种融合现代计算机技术、立体定向技术和外科技术于一体的治疗性设备，它将^{60}钴发出的伽马射线几何聚焦，集中射于病灶，一次性、致死性地摧毁靶点内的组织，而射线经过人体正常组织几乎无伤害，并且剂量锐减。

立体定向放射疗法　采用等中心治疗的方式、通过立体定向技术，将多个小野三维聚焦在病灶区、实施单次大剂量照射的治疗。由于射线束从三维空间聚焦到靶点，因此病灶区剂量极高，而等剂量曲线在病灶以外迅速跌落，病灶与正常组织的剂量界限分明，如外科手术刀对病变进行切除一样，在达到控制、杀灭病灶的同时保护正常组织。

常规分割放疗　每天1次，每次剂量为1.8～2.0Gy，每周照射5次。

大分割放疗　相对于常规分割放疗而言，大分割放疗提高单次剂量，减少照射次数。

质子治疗　是一种使用质子射线来治疗肿瘤的放射治疗技术。质子射线和高能X线的主要区别是它进入体内的剂量分布。当质子射线在进入体内后剂量释放不多，而在到达它的射程终末时，能量全部释放，形成布拉格峰，在其后的深部剂量几近于零。这种物理剂量分布的特点，非常有利于肿瘤的治疗。

重离子治疗　属于粒子治疗，射线进入人体后的深部剂量分布和质子类似，布拉格峰后的剂量虽然迅速降低，但是比质子要多。产生的放射损伤70%以上是DNA的双链断裂，放射损伤不易修复，而且放射损伤的产生不依赖氧的存在，故对乏氧肿瘤亦有效。

定位　定位是通过现实的或模拟的方式模拟放射治疗，以采集患者治疗部位的影像，确定照射野体表的对应位置，并做标记的过程。

调强放疗　调强适形放射治疗的简称，是在三维适形放疗的基础上演变而来的，其原理是利用计算机控制的精密装置，根据肿瘤的形状和位置，调整放射线的强度和方向，以便更精确地照射肿瘤，同时最大限度地减少对周围正常组织的伤害。

基因检测 是一种通过分析个体的 DNA或RNA 来检测特定基因的变异、突变或遗传标记的过程。它可以提供关于个体遗传信息的重要线索，包括潜在的遗传疾病风险、药物反应性、基因型和表型相关性等。

目　录

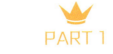

PART 1
真知灼见——放疗总论

PART 2
了如指掌——骨与软组织肿瘤认知

PART 3
何去何从——放疗前准备

PART 4
有的放矢——放疗中的注意事项

PART 5
不容懈怠——放疗后随访康复

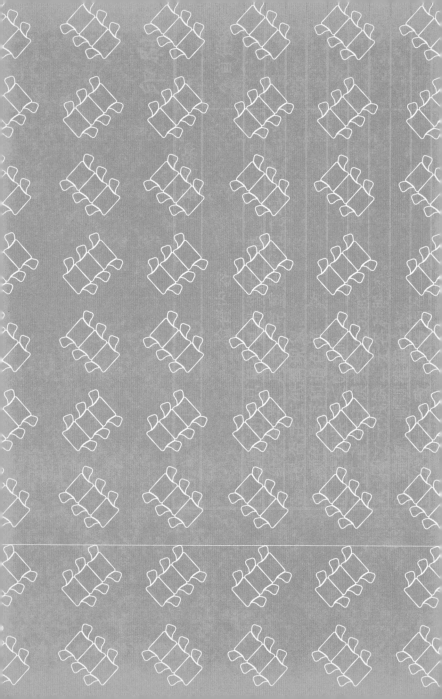

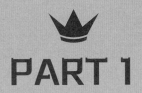

PART 1

真知灼见
放疗总论

　　相信大多数肿瘤患者刚听到要做放射治疗的时候，都感到茫然，甚至有一些误解，在选择要不要放疗或者做哪种放疗的时候犹豫不决。本篇对什么是放疗、放疗有什么用、放疗怎么做等问题一一解答。

什么是放射治疗

放射治疗（简称放疗）对于大多数人来说是相对陌生的。许多人容易将放疗和拍胸部X线片、做CT等相混淆。还有人认为，放疗所带来的"辐射"对人体伤害很大，非常畏惧，甚至"谈放色变"。

其实，放疗是一种治疗肿瘤的手段，是利用高能射线或粒子杀死体内肿瘤细胞的一种治疗方法。放疗就像一把"无形刀"，在尽可能避开肿瘤附近正常组织器官的同时，精确"切除"肿瘤组织，从而提高患者生存时间和生活质量。这把"刀"本质上就是由直线加速器产生的高能放射线或粒子组成，对肿瘤进行精确"打击"和定向"爆破"，不会造成手术致残或身体外观的改变。放疗前，大夫要根据患者的肿瘤部位、深度及范围，选择不同的"刀"，即选择最合适能量的X射线、电子线或粒子。

和手术、化疗一样，放疗是肿瘤治疗最传统、最主要的手段之一。约70%的患者在肿瘤发展的某个阶段需要使用放射治疗，部分患者可以通过放疗达到根治目的。对于骨与软组织肿瘤患者，放疗可以用做术前放疗、术后放疗或根治性放疗，尤其是对于某些手术操作难度较大的肿瘤，放射治疗是综合治疗的核心，妥妥的"C位"。

放疗，随着科学技术的进步，目前已进入"精细设计、精确定位、精准打击""三精"时代。希望通过一代又一代放疗工作者的不懈努力，能在不久的将来真正做到让患者无惧肿瘤，拥抱健康。

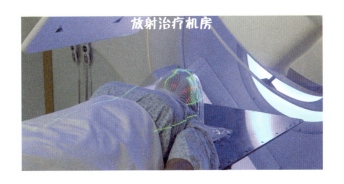

放疗怎么杀死肿瘤细胞

放疗是利用高能放射线（X射线、γ射线等）或粒子束（如质子、中子、重离子束等）来杀死肿瘤细胞。放射线或粒子束照射到肿瘤细胞，可以通过直接或间接作用引起肿瘤细胞内DNA双链的断裂。肿瘤细胞最大的特点和危害就是不受限制地增殖，然而经过放射线照射，其DNA双链断裂，失去自我复制繁衍的能力，最终走向死亡。但是，每次放疗仅能杀死肿瘤组织中的一部分癌细胞，另一部分未损伤或仅发生非致死性损伤。因此，除非是超高剂量的放射治疗，放疗都不是"一蹴而就"的，往往需要进行几次甚至几十次的反复照射，才能够将更多的肿瘤细胞杀死。

从确定要放疗，到正式开始放疗，要经过哪些流程

从确定要做放疗，到第一次放疗，中间还有一系列的流程。

(1) 确定具体的放疗方案。医生根据患者的诊断与分期、治疗目的等确定具体的放疗方案，如放疗范围、单次剂量、放疗次数等。医生会详细说明放疗可能的好处和不良反应，征求患者和家属的同意，并签署知情同意书。

(2) 体位固定。体位固定的目的是通过固定模保证患者在放疗过程中保持身体的固定，从而保证放疗的准确性。

(3) 定位 CT 扫描。利用一种特殊的模拟定位机进行 CT 扫描，建立坐标，获取患者肿瘤及其周围正常器官的影像和位置数据。

(4) 靶区勾画。医生在放疗专用电脑软件上详细勾画要杀死的肿瘤组织和要保护的正常器官。

(5) 放疗计划设计。这一工作是由物理师来完成，他们会根据医生的要求来设计和优化放射线进入人体的角度和放疗剂量分布。待医生确认计划符合要求后，物理师把计划传输到加速器。

(6) 体位验证，也叫复位。放疗计划做好后，在正式放疗之前，还需要通过这一步骤再次确认患者实际照射时候的体位和肿瘤位置是否与放疗计划一致。

(7) 开始放疗。患者进入加速器机房，在技术员指导下完成照射体位固定，有些患者在放疗前还会再提供特殊的影像设备确定误差，确认无误后启动放疗。

什么叫作调强放疗

调强放疗属于精确放疗技术中的一种。放射治疗早期采用的是二维放疗技术，然后出现了三维适形放疗技术，放射治疗从二维时代迈入了三维时代。三维适形放疗相对于二维放疗降低了正常组织的损伤，但肿瘤组织内的剂量分布很不均匀：有的地方接受的剂量比较高，有的地方接受的剂量比较低。那么，对于接受剂量比较低的肿瘤区域，肿瘤细胞就有"东山再起"的可能。为了解决这个"不均等"的问题，减少肿瘤复发的"漏网之鱼"，出现了调强适形放疗。简单来说，调强放疗技术是在三维适形放疗的基础上（照射野的形状与靶区的形状保持一致），通过调整照射野内的强度分布，使得射线最终在肿瘤上沉积的能量尽可能一致，也就是剂量分布尽可能均匀，从而更好地消灭肿瘤。

放疗医生口里常说的X刀、TOMO刀、射波刀都是什么

放疗医生口里所说的这几把"刀"可不是真正的刀，而是放疗专用的放射线或粒子束。与外科不同，放疗的刀看不见摸不着，没有具体的形状，但杀伤力极强，精准度极高，能不动声色杀敌（癌细胞）于无形之中。

(1) X刀：学名叫作立体定向放射手术，是通过大剂量的高精度放疗，达到与外科手术类似的效果。X刀照射精度极高，照射范围不偏不倚，与目标肿瘤靶区高度重合，照射剂量偏差可控制在1%左右。而为了不伤及周边组织，X刀的照射剂量在靶区外快速下降，在靶区外2mm处的照射剂量可降至50%，最大限度杀死肿瘤，保护正常组织。

(2) TOMO刀：又称螺旋断层放射治疗，采用螺旋CT扫描方式治疗肿瘤。对于某些骨与软组织肿瘤，如病灶较多、形态不规则及特殊解剖部位肿瘤，具有一定的剂量学优势。TOMO刀通过一次连续性照射即可完成对单个大体积肿瘤靶区或多个靶区治疗，明显缩短治疗时间、提高治疗效率。

(3) 射波刀：属于立体定向放射治疗的一种方式，可以说是放疗科医生的"达·芬奇"，是一种人工智能引导下的机器人智慧放疗系统，类似于一个高度智慧化的机器人扛着一台加速器给患者进行放射外科治疗。射波刀具有"三高一低"的治疗优势，即高精度、高剂量、高梯度、低次数，可以实现病灶中心高剂量，周围剂量迅速跌落的剂量分布特点，治疗范围精确、误差小，精准杀伤肿瘤，起到类似外科手术的效果。下图是四川省肿瘤医院安装的射波刀治疗系统。

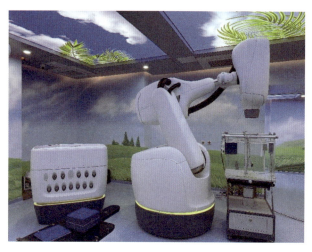

射波刀治疗系统

什么是质子放疗

质子是一种带正电荷的粒子，看不见摸不着，但却可以被电磁场精确控制。千万质子汇聚成束，统一行动，经过回旋加速器加速形成质子束射入人体组织，杀灭肿瘤细胞。在到达肿瘤病灶前，质子束释放的能量较少，一旦到达病灶，会在瞬间释放比常规放疗更大的能量，之后能量迅速衰减，大大减少了对周围正常组织的伤害，成为抗击肿瘤的"希望之光"。质子放疗适用于包括骨与软组织肿瘤在内的多种肿瘤，特别是颅内肿瘤、眼部肿瘤、头颈部肿瘤、肺癌、肝癌、前列腺癌等。对于一些要保留重要器官功能的肿瘤患者，质子放疗是一个很好的选择。

什么是重离子放疗

重离子是指比质子重的带电粒子。重离子放疗是利用重离子（通常是碳粒子）进行的放射治疗，通过粒子加速器将重离子加速到高速，形成具有强穿透力的电离射线。重离子具有特殊的布拉格峰物理学特性，能够在肿瘤处释放有效剂量，同时极大减少对周围正常组织的辐射剂量。重离子放疗适用于治疗包括骨与软组织肿瘤在内的人体各个器官的肿瘤，特别是颅内和颅底恶性肿瘤、颈部肿瘤、肺癌、肝癌、前列腺癌等。重离子射线具有对肿瘤周围正常组织的损伤更小、治疗的次数更少、疗程更短的优势，是较为理想的放疗用射线。

什么是外放疗和内放疗

放疗主要有两种方式，外放疗和内放疗，两者有什么区别呢?

顾名思义，外放疗是指射线的来源在身体之外。放射线从放射源发出后，通过穿透皮肤和身体内器官，最终到达肿瘤所在的位置，消灭肿瘤细胞。

和外放疗相反，内放疗的放射源在患者的身体内，可分为腔内照射和组织间照射。腔内照射是将放射源放入人体自然腔道如阴道等，组织间照射是将放射源植入身体内组织间。

外放疗相对于内放疗来说，放射线到达肿瘤要穿越的距离更远，所以外放疗又称为远距离放疗，内放疗又称为近距离放疗。

放疗是马上起效，还是要过很久

外科手术直接把肿瘤切掉，因此，手术后马上就能看到立竿见影的效果。但放疗和手术不一样，它不会马上起效。因为，放射线杀死癌细胞是破坏 DNA，让癌细胞丧失繁殖的能力，而不是直接把这个癌细胞给消灭掉。因此，并不是放疗一次或者几次后，就能够立马看到肿瘤大小的变化，通常需要一定的时间后才会起效。具体什么时候才能观察到放疗的效果，和肿瘤细胞的放疗敏感性以及每次放疗的剂量大小有关。肿瘤对放疗越敏感，单次放疗剂量越大，通常放疗起效就越快。而且，即使是在放射治疗结束后，放射线的作用还会持续数周或数月，我们还会观察到肿瘤呈现继续缩小的现象。

放疗科和放射科是一个科室吗

这是很多患者及家属都会混淆的问题。放疗科和放射科两个科室一字之差，但工作内容大不相同。放射科，或者叫影像科，主要是用放射线，如 CT、X 线、磁共振等检查辅助诊断疾病的一个医技科室，通常是没有病床的。放疗科是利用放射线或粒子束来治疗疾病（主要是恶性肿瘤）的一个临床科室，通常会有不同数量的床位设置。

放疗机房为什么这么冷，还要脱掉外套

通常大多数放疗患者第一次进入放疗机房都会感觉温度较低，这个时候往往还需要脱掉外套进行放疗，因此，患者和家属常常担心会不会导致感冒。

其实，放疗机房中温度设置较低是有原因的。放疗所使用的加速器都是高精度的大型设备，对环境温度、湿度等都有很高的要求，所以保持恒定的温度、湿度是很重要的。目前的环境温度通常是在24℃左右，温度过高或者过低都可能会引起放疗设备运行故障，对患者的治疗造成一定影响。

放疗过程中要求患者脱掉外套，着较薄衣物的主要原因是让患者的身体尽可能更好地与固定体膜相贴合，从而保证患者每次放疗体位的可重复性，这是放疗摆位的基础。

在放疗过程中，医生和放疗技术人员会在治疗的同时，注重患者的保暖问题，避免出现受凉、感冒等情况的发生，所以无须过于担心。

放射治疗是利用高能射线或粒子杀死肿瘤细胞的一种方法，是肿瘤治疗最常用三大手段之一。历经百年发展，现代肿瘤放疗已经进入了精准放疗的时代，如同"巡航导弹"般精准制导，在最大程度杀灭肿瘤的同时，最大限度减轻患者不良反应。

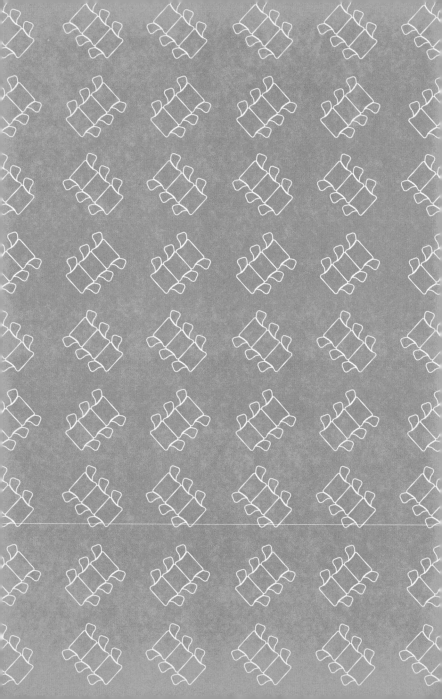

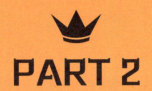

PART 2

了如指掌
骨与软组织肿瘤认知

骨与软组织肿瘤早期发病症状隐匿，误诊率较高，大众普遍存在对骨与软组织肿瘤认识不足的问题，导致一些患者得不到及时、科学治疗，错过"治疗黄金期"，预后较差。

骨头会长肿瘤吗

是的！答案是肯定的，骨头也会长肿瘤。

很多人习惯上觉得骨头很硬，就像石头一样，肯定"寸草不生"，是不会长肿瘤的。其实并不是这样，人体内的任何组织都是由细胞组成的，骨头也不例外。骨头在医学上称为"骨组织"，是构成人体支架、运动器官和系统的重要部分。当细胞受到一定程度的伤害，如辐射、中毒、病毒感染等，都可能发生变异，从而发生肿瘤性变化，变为良性或者恶性肿瘤细胞，也就是"瘤变"和"癌变"，如图所示。

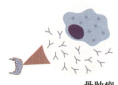

骨肿瘤

骨肿瘤示意

骨头为什么会得肿瘤？这就不得不提及细胞中的两个重要"角色"——"原癌基因"和"抑癌基因"。想象一下，构成人体数以万计的细胞是一个个精密的微型工厂，携带有遗传物质的基因指导工厂的生产工作。其中"原癌基因"，类似于工厂中的"推动者"，它负责安排工厂何时开工（生长和分裂）。如果这些"推动者"出了问题（例如突变或过度激活），他们会变得过于积极，持续发送"继续工作"的信号，不断地催促工厂加班加点，不停地工作，失控的细胞逐渐增多，进而形成肿瘤。

相反，工厂中还有"安全员"一职，被称为"抑癌基因"。他们的职责是确保工厂运作正常，防止工人过度工作。如果骨组织中的这些"安全员"出现问题（比如突变或失活），那么细胞的增殖就失去了休息的指令，过度持续生长，最终导致肿瘤形成。如图所示。

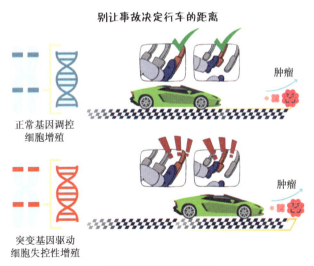

原癌基因与抑癌基因

骨肿瘤有哪些类型

骨组织解剖如图所示。

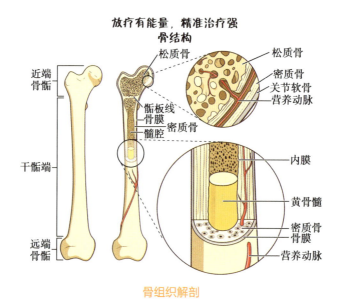

放疗有能量，精准治疗强
骨结构

松质骨
近端骨骺
骺板线
骨膜
密质骨
髓腔

松质骨
密质骨
关节软骨
营养动脉

干骺端

内膜

黄骨髓

密质骨
骨膜
营养动脉

远端骨骺

骨组织解剖

①按肿瘤的良恶性分类：骨肿瘤可分为良性骨肿瘤、恶性骨肿瘤和介于良恶性之间有一定侵袭性的骨肿瘤。原发骨肿瘤中，良性骨肿瘤比恶性骨肿瘤更多见。良性骨肿瘤最常见的是骨软骨瘤，而恶性骨肿瘤以骨肉瘤和软骨肉瘤多见。②按肿瘤的解剖起源组织分类：骨肿瘤可分为软骨源性肿瘤、骨

源性肿瘤、纤维源性肿瘤、血管源性肿瘤、肌源性肿瘤、脂肪源性肿瘤等。③按肿瘤原发的部位分类：骨肿瘤可分为原发性骨肿瘤、继发性骨肿瘤和转移性骨肿瘤。本书中的骨肿瘤是指原发性骨肿瘤。④按骨肿瘤生长的部位分类：骨肿瘤可分为颅骨肿瘤、脊柱骨肿瘤、躯干骨肿瘤、盆腔骨肿瘤、四肢骨肿瘤等。

什么是转移性骨肿瘤

转移性骨肿瘤不同于原发于骨组织的"骨肿瘤"，是原发（如肺、乳腺、前列腺等）肿瘤细胞从起源地转移到骨骼"安营扎寨"的现象。这种情况通常发生在癌症晚期。

让我们通过一个例子更好地理解什么是"转移性骨肿瘤"。乳腺癌细胞首先在乳腺组织中形成，但是肿瘤细胞可以从"出生地"向外扩散，并通过血液流动或淋巴管到达身体的其他部位，包括骨骼。当肿瘤细胞转移到骨骼时，这种"骨肿瘤"实际上是乳腺癌细胞。原发性骨肿瘤和转移性骨肿瘤之间存在较大的差异，治疗方式也大相径庭。

几乎所有的癌症都可能转移到骨，其中最爱"啃食"骨骼的当属乳腺癌、肺癌和前列腺癌；肾癌和膀胱癌也不少见；消化道肿瘤，如胃癌、肠癌、胰腺癌等也可以出现，但相对风险低。

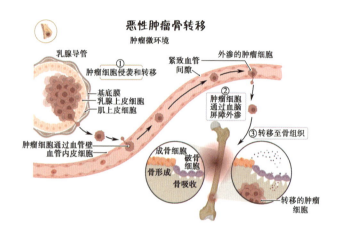

什么是软组织肿瘤

顾名思义，软组织肿瘤就是发生在软组织中的肿瘤。但什么又是软组织呢？软组织，简单来说，就是我们身体的黏合剂，连接、支持、包裹各种结构，主要包括筋膜、肌肉、肌腱、纤维、脂肪、神经、血管等，如图所示。软组织肿瘤是一组源于除骨和软骨以外全身各部位间叶组织的肿瘤。该病较为罕见，它仅占所有恶性肿瘤的1%。软组织肉瘤虽然发病率不高，但种类多到让人头晕，且每一种都有自己的"个性"，治疗方法和预后也是多种多样。

人体中常见的软组织

| 淋巴系统 | 神经系统 | 血液系统 | 肌肉脂肪等系统 |

科学家尚未明确导致软组织肉瘤发生或增加其患病可能性的危险因素。如果父母或直系血亲之一曾经患有某种软组织肉瘤，比如神经纤维瘤病和加德纳综合征，那么相较于其他没有类似家族史的人更容易面临患这些类型软组织肉瘤的风

险。此外，接触或误服某些化学物质，比如砷、氯乙烯或二噁英，也被认为可能增加软组织肉瘤的患病风险。此外，电离辐射也被列为导致软组织肉瘤发生的一个可疑危险因素之一。

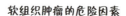

软组织肿瘤的危险因素

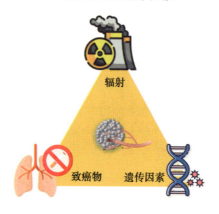

辐射

致癌物　遗传因素

骨与软组织肿瘤能治愈吗

骨与软组织肿瘤能不能治愈，得看很多因素。如肿瘤是不是恶性的、有多大、有没有扩散，还得考虑是否规范的接受治疗。简单说，如果骨和软组织肿瘤只局限在一个地方，没有扩散，而且恶性程度不高，肿瘤足够小又处在好切除的位置，那么治好的可能性会比较大。可如果肿瘤恶性程度高，可能在第一次就诊时就扩散了，就算暂时没扩散，也容易复发或转移到其他地方。所以，对于这种情况，不仅需要手术，还可能需要化疗或放疗来减少肿瘤再次生长和扩散的风险。

长在四肢的骨与软组织肿瘤都需要截肢吗

先说答案：不是所有四肢骨软组织肿瘤都要截肢，如下图。医生会综合考虑诸多因素来确定是否需要截肢。肿瘤的类型、位置、大小、侵犯的范围、周围的神经血管，以及患者的整体健康状况都很关键。肿瘤就像租住在你家里讨厌的租客，想把它们赶走，很多时候并不用要把整个房子拆掉。

那么哪些情况需要截肢呢？有时候，为了保证患者的生存和身体功能，截肢可能是唯一的选择。这就像在棋局上有时候要弃车保帅一样，通过放弃一个棋子，来保全整盘棋局。通过牺牲一个肢体，能够保住生命安全。尤其是对于某些病期较晚、侵犯范围较广或者肿瘤导致该肢体已经没有功能的骨与软组织肿瘤患者，截肢术可能是一种行之有效的治疗方法。

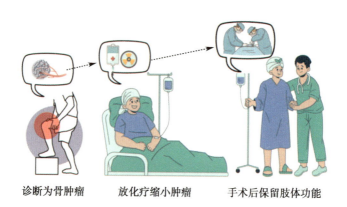

诊断为骨肿瘤　　　放化疗缩小肿瘤　　　手术后保留肢体功能

软组织肉瘤要做化疗吗

　　软组织肉瘤的一个特点是发病率低，但其类型众多，属于异质性非常大的一类肿瘤。提起软组织肉瘤的治疗，大家普遍印象是这种类型的肿瘤对化疗极度不敏感，但实际情况是不同类型的软组织肿瘤对化疗的敏感性也有所不同。

　　通常我们依据对化疗敏感性的高低不同，将不同类型的软组织肉瘤分为五类，见表。

软组织肿瘤化疗敏感性分类

化疗敏感性	肿瘤类型
高度敏感	尤因肉瘤 横纹肌肉瘤
中高度敏感	滑膜肉瘤 黏液样脂肪肉瘤 子宫平滑肌肉瘤 多形性未分化肉瘤
中度敏感	多形性脂肪肉瘤 上皮样肉瘤 多形性横纹肌肉瘤 恶性周围神经鞘膜瘤 血管肉瘤 促结缔组织增生性小圆细胞肉瘤
不敏感	去分化脂肪肉瘤 软组织透明细胞肉瘤
极不敏感	腺泡状软组织肉瘤 骨外黏液样软骨肉瘤

什么是新辅助化疗

　　相信不少骨与软组织肿瘤患者和家属都有这样的疑问："为什么别人手术前要做化疗，而医生不安排我做？""我是来做手术的，为什么不先给我做手术，而是先化疗呢？"

常见化疗不良反应

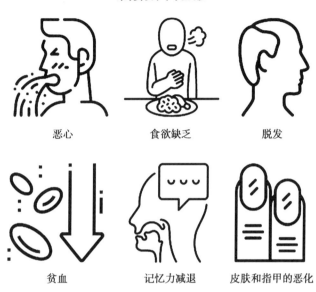

恶心　　　　　　食欲缺乏　　　　　脱发

贫血　　　　　记忆力减退　　皮肤和指甲的恶化

　　这种手术前做的化疗，医学专业术语叫作"新辅助化疗"。新辅助化疗就像是癌症治疗中的"先锋队"。此时的化疗任务：①把癌症的"大本营"缩小，让主力部队更容易找到目标；②在手术前清理一下战场，确保手术的顺利进行；③杀死肿瘤细胞，尽早遏制进入血液或淋巴结的微转移灶，阻止肿瘤细胞扩散。新辅助化疗对治疗肿瘤具有益处，但同时也可能带来一些不良反应，如恶心呕吐、食欲缺乏、脱发、白细胞下降、贫血、腹泻等。

骨与软组织肿瘤要做靶向治疗吗

靶向治疗就好像是医生使用载有药物的"导弹"对准了身体里的"靶"来进行治疗，只打击肿瘤细胞而尽量不伤害正常细胞。想象一下，身体是一座城市，肿瘤就像是城市里的坏人。传统的治疗方法就像是在城市里放炸药，把整个区域都炸了，虽然坏人没了，但城市也受损了。而靶向治疗就像是一位狙击手，能够准确地射击那个坏人，只攻击病变部分，保护周围的健康组织。

那么靶向治疗是如何识别这些"坏人"的呢？通常癌症细胞上具有一些特殊的"标志物"，这些标志物就像是癌细胞的身份证。靶向治疗药物就可以"锁定"这些标志物，从而精准地攻击癌症细胞，帮助患者更有效地对抗癌症，如下图所示。目前骨与软组织肿瘤常见的靶点包括血管内皮生长因子受体、p53的抑制因子MDM2、雷帕霉素靶蛋白mTOR、组蛋白去乙酰化酶等。常用的靶向药物有单克隆抗体、小分子酪氨酸激酶抑制药、血管生成抑制药和小分子多靶点抗血管生成药等。

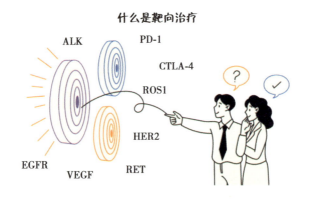

什么是靶向治疗

骨与软组织肿瘤要做免疫治疗吗

人体的免疫系统负责保护身体免受各种威胁。想象身体是一座城市，免疫系统就是警察同志，他们巡逻城市，逮捕癌细胞这样的"坏蛋"，维护城市的良好秩序。但有时候癌细胞可以躲过免疫系统的监测，它们伪装成正常细胞，躲过了警察同志的"搜查"。免疫治疗就是给警察同志提供了一些特殊的工具，让他们更强大，更好地捉拿那些"坏蛋"。

免疫细胞杀肿瘤，科学使用遵医嘱

什么是免疫治疗

　　其实免疫治疗在肿瘤治疗领域最早应用于肉瘤。1981年，有学者向肉瘤患者注射丹毒链球菌和原芽孢杆菌的混合毒素，发现肿瘤明显消退，第一次证明了免疫治疗肉瘤的可行性。那么什么样的骨与软组织肿瘤适合接受免疫治疗呢？目前还没有明确的答案。目前免疫治疗包括分子治疗、细胞治疗和免疫调节剂治疗。骨与软组织肿瘤患者需要接受多学科评估后得到治疗建议，最终决定是否需要接受免疫治疗。

哪些骨与软组织肿瘤需要做放疗

软组织肉瘤的治疗方案是根据肿瘤的类型、分期、位置和患者的整体情况来确定的。放疗可以作为综合治疗方案的一部分，用于控制肿瘤的生长、减少复发风险和提高治疗效果。另外，有些肉瘤位置比较特殊或者比较大，手术可能比较困难，这时候放疗就可以先"缩小"一下体积，让手术更容易进行。这样手术就能更成功地把肿瘤切除掉。

如位于肢体的软组织肉瘤，其治疗以根治性的肿瘤切除术为主。但对于局部复发风险高的患者（如恶性纤维组织细胞瘤、滑膜肉瘤等），放疗可显著降低局部复发率。需要评估肿瘤局部复发风险，包括肿瘤因素（如大小、位置、组织病理学亚型）、手术因素（影响功能、挽救手术的潜在并发症）。低风险患者若术后切缘阳性，或出现预期外的不良病理学特征（如近切缘、侵透筋膜、分级变高、浸润性或非连续性播散等），考虑扩大切除及术后放疗。

腹膜后软组织肉瘤如去分化脂肪肉瘤等，局部复发风险高者选择行放疗，须从手术切缘、病理类型、年龄、一般状况评分、手术考虑、局部复发风险等多方面整合评估。

什么是术中放疗

　　术中放疗，简单来说，就是在手术过程中做放射治疗。术中放疗的优势是可以在术中直视下精确设定照射野，给不能完全切除的肿瘤或转移灶以适当的治疗剂量，同时借助不同形状和大小的施源器，在照射肿瘤的同时有效保护周围正常组织，使综合治疗更加完善。

　　术中放射治疗须放疗医师、物理师和外科手术医师、麻醉医师及护理团队的严密组织、精准配合。与常规放疗相比，术中放疗可以通过对周围正常组织采取隔离保护措施，在显著改善骨与软组织肿瘤患者的局部控制率和总体生存率的基础上，降低照射剂量靶区周围危及器官所造成的损伤，有效控制术后并发症和手术相关死亡率。对于一些特定的骨与软组织肿瘤，如肿瘤邻近重要神经血管或内脏时，有较高风险导致功能损毁时，尤其适合于术中放疗。

"知己知彼，百战不殆"。骨与软组织肿瘤是一类起源于骨组织或软组织的肿瘤，种类繁多且治疗复杂。因此，面对骨与软组织肿瘤，既不能掉以轻心，也不能"谈癌色变"，更不能讳疾忌医。通过充分认识，勇敢面对，科学诊治（手术、放疗、药物治疗等联合的综合治疗），就有希望战胜病魔，重拾健康。

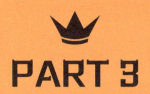

PART 3

何去何从
放疗前准备

不管是术前放疗、术后放疗，还是根治性放疗，放射治疗均是骨与软组织肿瘤最重要的治疗方法。越是重要的战斗，越要做足准备。

放疗前为什么要做模子

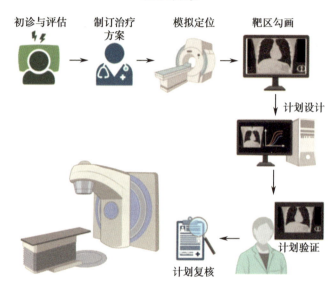

放疗前准备

初诊与评估 → 制订治疗方案 → 模拟定位 → 靶区勾画 → 计划设计 → 计划验证 → 计划复核

　　要想放疗效果好、不良反应小，放疗的精准至关重要。而实现精准放疗，首先要保证患者在放疗过程中不能随意移动，而为患者制作固定模就是这个目的。要根据骨与软组织肉瘤部位的不同选择不同的模子。如位于头部的骨与软组织肿瘤就选择头模，位于躯体部位的肿瘤就选择体模，对于四肢的肿瘤则会选择专门的模子。躺在体模里会觉得箍的紧紧的，身体想扭一下都很困难。这样做的目的是在精确放疗的治疗过程中确保身体位置不变，确保放疗的精确性和准确性。

定位模的材料是一种叫作热塑膜的高分子材料。它在常温下呈坚硬的片状，加热后变软，可以按照患者的身体轮廓进行塑形。热塑膜上有很多孔，不会影响到患者呼吸。热塑膜通常具有一定的柔软性和弹性，保证患者的舒适感和治疗的稳定性，同时可以根据患者的身体形态进行个性化定制，确保模具与患者的身体部位紧密贴合。

骨与软组织肿瘤术后放疗，什么时间做模更好

骨与软组织肿瘤手术后如果要进行放疗，制作放疗模具的最佳时间主要取决于患者身体康复情况和伤口愈合程度。①身体康复情况：骨与软组织肿瘤手术后，患者需要逐渐恢复体力和活动能力。在进行模具制作之前，需要恢复到能够保持稳定姿势和位置的程度。这样可以避免因身体活动受限而影响模具的定位和稳定性。医生会根据患者的康复

情况进行评估，一般在术后 1 个月内准备做后续放疗。②伤口愈合程度：患者手术伤口的愈合一般需要几周至数个月的时间。如果伤口未完全愈合，制作模具可能会导致伤口感染或延迟愈合，因此通常需要等待伤口愈合程度达到医生要求后进行模具制作。

为什么有人做模还需要用真空垫、泡沫胶

由于骨与软组织肉瘤的位置特殊，如果只有定位模则可能会引起一些症状（如疼痛、呼吸困难等）而无法耐受放疗。此时需要联合真空垫、泡沫胶一起完成放疗体位固定。真空垫和泡沫胶就像是模具的"好朋友"，他们的存在可以让模具更贴心地适应你的身体。就好像你买了一双鞋，虽然号码一样，但有时候得加上垫子或者鞋垫才会更舒适一样。

真空垫就像是个"气垫座椅"，给模具一个调整的空间，让它能更好地贴合你的身体曲线，可以将患者的身体部位固定在特定的位置，减少患者的移动和因呼吸等因素对治疗结果的影响；而泡沫胶像

是模具的"软垫"，填充一些不规则的地方，让模具更舒服，就好比你在座椅上放了个软垫，感觉会更好一样。

为什么有的患者放疗定位前要在手术切口贴铅丝

通常在手术切口上会贴铅丝标记点，这是因为手术切口可以一定程度地反映肿瘤的位置。通过在手术切口贴上铅丝标记，可以更准确地确定肿瘤的位置，从而提高放疗的精确度。此外，放疗定位还需要通过 CT 图像来勾画靶区和保护周围正常组织、器官，以便进行后续的治疗计划设计。铅丝的"特殊功效"在于，能够在 X 线或者 CT 扫描上显得特别亮眼，就像是给你的切口来了个"定位坐标"，这样医生在靶区勾画时，可以更清楚肿瘤原来的位置。

模具在放疗期间会发生变化吗

定位模在治疗期间不光能固定好患者体位，保证放疗精确性，同时可发现患者身体的变化，适时对治疗计划进行调整，减少因体型变化而引起的不良影响。

从准备放疗到放疗结束要经历1～2个月时间。患者在这个过程中体形总是会发生一些变化，比如变胖或者变瘦，发生水肿或水肿消退。放疗模通常为热塑膜，由于自身热胀冷缩的物理特性，放疗期间可能会由于温度的变化发生轻微变形。这些变化会影响治疗区域的位置，与定位模的契合度会下降，对治疗精度也会产生影响，严重的可能使治疗无法继续。医生都会经常盯着模具的"身材变化"，并可能做一些"微调"，确保模具能够始终贴合患者的身体状态，必要时重新制作新的模具。

放疗中如果发现模子变松该怎么办

放疗中如果发现模子变松：①及时告知医生或治疗师、护士，让他们知道固定模出现了问题。②不要自行调整。不要试图自行调整固定模。这可能导致不准确的治疗定位。专业的医疗人员会根据具体情况进行调整。③医生再次评估。医疗会检查固定模变化情况，根据情况重新调整或更换固定模并重新进行定位CT扫描，以确保放疗的目标区域得以准确定位。④了解松动原因。医生了解固定模松动的原因有助于采取预防措施，比如保持体重，以减少类似问题的再次发生。

什么是定位

定位是模拟定位的简称，目的是精准放疗实施提供直观的三维断层骨与软组织的肿瘤基础影像和精确位置。简单说来，就是为了让医生准确找到患者体内的肿瘤位置，以给予精准放疗。

在模拟定位过程中，患者以舒适放松的状态躺在模具中，治疗技师通过CT、MRI扫描仪获得患者的断层图像，同时借助外置"GPS"（激光）和模具表面的三个标记点建立起空间坐标系，获取到具有定位系统的人体影像资料和电子密度。这些影像资料可以帮助医师抓捕肿瘤（靶区勾画），帮助物理师准确设计抓捕方案（放疗计划），并帮助治疗师实施精准定位和抓捕（执行放疗）。

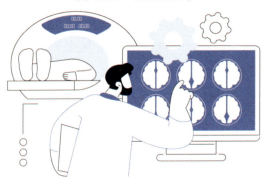

医生通过CT确定肿瘤位置

　　对于骨与软组织肿瘤患者，定位时通常需要一些特殊的处理。术后骨与软组织肿瘤患者还要对手术切口瘢痕进行铅丝标记，对于浅表软组织肿瘤还需要标记扫描上下范围，对于一些特殊位置的骨与软组织肿瘤则要选择一些非同寻常的定位技术。比如位于颌面部的骨与软组织肿瘤，需要3D打印口腔支架；而对于一些术后创面较大具有空腔和曲面的骨与软组织肿瘤，需要一些特殊材料进行填充，避免空腔、曲面结构等对放疗剂量产生的影响。

为什么做了常规 CT 后还要做定位 CT

虽然常规检查 CT 和模拟定位 CT 扫描成像原理类似，但他们之间使用场景不同，因此也存在一些重要的差异，如图所示。

模拟定位CT

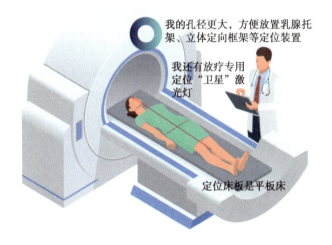

我的孔径更大，方便放置乳腺托架、立体定向框架等定位装置

我还有放疗专用定位"卫星"激光灯

定位床板是平板床

①应用目的不同：常规 CT 检查主要用于诊断疾病，而模拟定位 CT 主要用于放疗计划设计，准确定位肿瘤。②扫描体位不同：在模拟定位 CT 检查中，

患者的体位要与将来进行的放疗的体位保持完全一致。通常要在扫描前根据患者的体型和治疗要求量身定做个体化的体模，以确保治疗的准确性和一致性，而常规检查 CT 则不需要制作体模。③图像要求不同：常规检查 CT 通常只须获取可见的三维断面影像，用于观察和分析肿瘤病变的形态、大小、脏器等信息。而模拟定位 CT 除了肉眼可见的断面影像外，还要获取能用于放疗计划设计和剂量计算的 CT 空间和密度图像。④扫描设备和技术不同：常规检查 CT 通常使用常规的诊断 CT 扫描仪进行扫描，采用标准的扫描协议和技术。而模拟定位 CT 则需要使用专门的模拟定位系统（大孔径、平板床），并有一些特殊的功能和技术要求，如三维定位激光、呼吸门控技术、多模态图像融合等技术。

为什么做了定位 CT 后还要求做 MRI/PET-CT

很多患者都会对此感到疑惑，以为是重复检查。其实并不是这样的，因为不同的检测手段会有不同的任务。

CT、MRI及PET-CT影像

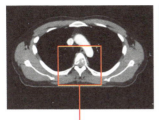

CT能显示骨头的病变，
但与周围组织的分界
不够清晰

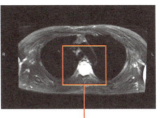

MRI能够清晰显示不同
的组织结构，提高骨与
软组织肿瘤的分辨率

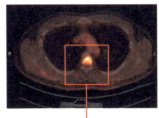

PET-CT能够提示高代
谢的肿瘤组织，让放
射线有的放矢

CT与MRI以及PET-CT影像

PET-CT 和 MRI 检查都具有更高的软组织肿瘤分辨能力，可以提供更准确的骨与软组织肿瘤的位置、大小、形态和边缘信息，有助于医生更精确地确定肿瘤的位置和边界。MRI 还能更好地确定肿瘤的范围及其对周围血管、神经、肌腱及肌肉的浸润范围，并能早期显示骨髓内的肿瘤及肿瘤对关节的侵犯。这些信息尤其对于骨与软组织肿瘤放射治疗精确靶区勾画和精准实施非常重要。

PET-CT 和 MRI 检查还可以提供肿瘤的功能信息和分子信息，有助于我们更深入地了解骨与软组织肿瘤的生物学特征和代谢特征，为个性化放射治疗提供依据。如 PET-CT 可以提供肿瘤的葡萄糖代谢信息，帮助我们判断肿瘤的恶性程度、生长速度和缺氧情况等；MRI 可以提供肿瘤的代谢信息，帮助我们了解肿瘤的良恶性、侵袭性和转移性等信息。

通过 PET-CT、MRI 和定位 CT 的多模态融合，相互印证，可以更加精准识别肿瘤，找出肿瘤与周围正常组织的差异，避免正常组织受到不必要的放射，同时提高肿瘤的治疗效果。

定位前要做什么准备呢

所有患者在定位前都要进行积极准备，包括心理、身体、饮食、呼吸等。①与主管医生充分沟通。放疗前，医生通常会和患者及家属进行谈话，交代放疗的必要性、放疗过程中可能出现的各种不良反应以及放疗相关注意事项。②特殊准备：位于口腔周围的骨与软组织肿瘤患者，需要进行口腔处理，如去除金属牙冠、拔出龋齿/残根等，等创口愈合后开始放疗；位于胸腹部骨与软组织肿瘤要进行呼吸训练和运动控制等。③定位和标记：定位时医生在患者身上画的红色标志线是制订放疗计划及摆位放疗的参考，非常重要，千万不可擦掉。④空腹/排尿/排便：一般情况下，在放射治疗定位前无须空腹或排尿、排便。但是对于一些特殊部位的骨与软组织肿瘤，为了保持更好的体位一致性，有一些特别准备。盆腔的软组织肿瘤（如子宫肉瘤）患者定位前憋尿，保持膀胱一定充盈状态，减少肠道照射体积；原发胃部软组织肿瘤患者定位前要空腹；原发膀胱的软组织肿瘤患者定位前要排尿。

定位前为什么要给予造影剂

造影剂是一种可以注射或服用的化学药品，用于提高不同组织的分辨能力。骨与软组织肿瘤中因具有丰富的血管，造影剂在肿瘤组织中具有更高的浓度，就像是跟肿瘤贴上了特殊的标签，与正常组

无造影剂与有造影剂的影像对比

在未注射造影剂的情况下，血管不显影，与周围的淋巴结、软组织等组织分界不清

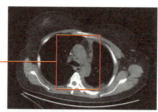

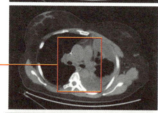

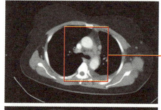

在注射造影剂后再进行CT检查，血管呈现高信号，能够明显区分血管和周围的组织

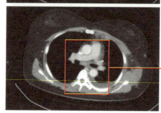

织形成鲜明的对比（如图所示），有利于精准识别肿瘤。如果不使用造影剂，可能会降低骨与软组织肿瘤病灶的检出率和肿瘤定性能力，甚至可能导致肿瘤放疗范围不够引起肿瘤复发。因此，在进行影像学检查时，如果需要使用造影剂，最好按照医生的建议进行使用，以提高检查的质量和准确性。医生也会评估患者的肾功能，肾功能不全或者造影剂过敏患者应避免使用造影剂。

放疗中，如果皮肤上画的标记不见了，应该怎么办

患者在放疗中如果发现皮肤上画的治疗标记变得模糊甚至已经不见了，建议四点。①立即告知医疗团队：一旦发现标记消失，患者应立即告知治疗团队，包括放射治疗师、护士或医生。②不要自行涂标记：因为标记的位置需要根据严格的治疗计划和定位系统来确定。自行涂标记可能导致不准确的治疗定位。③进行新的标记：根据情况，医疗团队会重新定位、重新进行标记，以确保治疗的准确性。④了解标记消失的原因：了解消失的原因有助

于采取预防措施，减少标记的再次丢失。标记消失的原因可能是多方面的，包括洗澡、摩擦、汗水等。

不同患者的放疗次数为什么不一样

由于不同类型的骨与软组织肉瘤（如尤因肉瘤、脂肪肉瘤、横纹肌肉瘤等）对放疗的反应不同，所需要的放疗次数也不同。另外，不同的治疗项目，总放疗次数也存在差异，如术前放疗（缩小病灶体积）、术后辅助放疗（降低局部复发）、根治性放疗（旨在完全消除癌症）或姑息性放疗（如减轻疼痛）。目前指南推荐根据所需放疗剂量的不同，术前放疗的次数少于根治性的放疗；随着放疗技术的进步，如立体定向放射治疗（SBRT）、空间分割放疗（SFRT），采用更精确地定向肿瘤，增加单次放疗的剂量，可以减少放疗次数。

此外，患者健康状况包括年龄、体重、是否有其他慢性疾病和放疗不良反应，也会影响放疗的计划。如较年轻、整体健康状况较好的患者可能能够承受更强烈或更多次数的治疗；其次患者对放疗的反应不同，放疗不敏感的患者可能需要更多放疗次数来达到相同的效果。

放疗后是否对周围其他人有辐射

放疗照射很安全，植入放疗辐射少

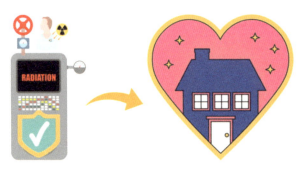

放疗一般检测无辐射残留　　　　可安心与家人共享生活时光

　　放射治疗分为体外放疗和体内放疗。体外放疗利用直线加速器或者 ^{60} 钴等产生的射线治疗，当放疗完成后患者本身不会产生射线，是不具有放射性，不会对周围人造成辐射影响。内照射放疗使用放射性粒子或放射性核素，放射源持续停留在体内，会持续产生射线，就会对周围的人群造成辐射危害。尤其是对孕妇、儿童等特殊人群来说，这种低剂量辐射可能影响身体健康，甚至产生胎儿畸形或血液肿瘤等严重危害。对于这部分患者，应与医务人员或周围人群保持一定的社交距离，可以有效防止对他人产生辐射。当患者体内的核素经过排泄和多个半衰期，达到天然辐射水平后，就可以安全地与周围人进行正常社交，不用担心辐射影响。

放疗总共需要多长的时间

每次放疗具体的时间取决于骨与软组织肿瘤的大小、放疗设备、放疗计划设计等因素。一般来讲，每次调强放射治疗从摆位到治疗结束的时间，需要 10～20min。对于一些处于特殊部位的骨与软组织肿瘤，由于摆位复杂，可能需要更长的时间。另一方面，根据放射治疗的目的不同，总治疗时间也存在差异。姑息性放疗一般 10～15 次结束，术前新辅助或术后辅助治疗一般 20～25 次，根治性放疗一般为 30 次左右，当然如果选择分次大剂量放疗可以大大缩短治疗时间，一般 5～15 次即可。

俗话说，不打无准备的仗。放疗前的准备包括患者身体和心理的准备以及医务人员对于放疗计划的准备。磨刀不误砍柴工，虽然放疗前的准备工作需要一定的时间，但是对于放射治疗至关重要。患者需要了解放疗的流程和注意事项，并配合医务人员做好放疗前的每一个步骤，就能够在抗癌斗争中抢占先机，争取胜利。

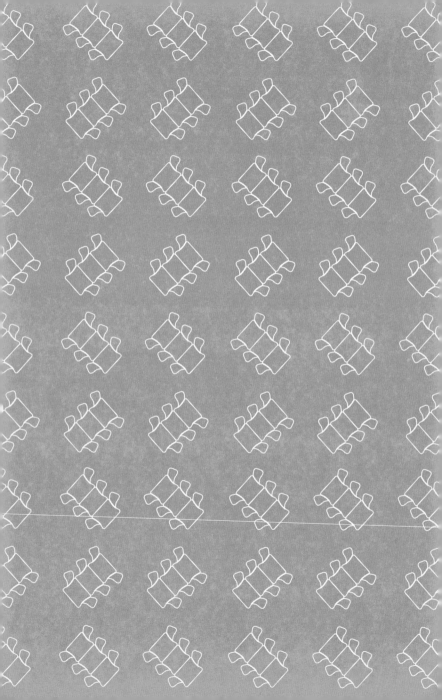

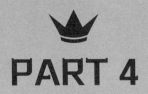

PART 4

有的放矢
放疗中的注意事项

本篇重点对放疗的实施、不良反应的防治、疗效的评估、患者营养和运动配合等内容进行阐述。

每天放疗什么时间做最好

做放疗的时间（早晨、中午、晚上）是否会影响治疗效果，目前的医学研究并没有明确指出放疗的具体时间段对治疗效果有显著影响。每位患者具体的放疗时间安排可能因机构、设备可用性、患者数量以及其他因素而有所不同。不同医疗机构的放疗科可能在不同的时间段运行，放疗设备的数量和类型都会限制可进行治疗的时间段。某些放疗计划可能要求在特定的时间段进行，尤其是放疗与化疗等其他治疗联合进行时，医疗机构通常会考虑患者的个人情况和偏好，对于需要依赖他人交通帮助的患者，尽量安排在对其更方便的时间。

放疗为什么都是周一到周五做，而周末休息

放疗每周 5 次的时间安排既有历史原因，又有客观原因，并不是因为医生周末需要休息。理论上来讲，对于骨与软组织肿瘤进行连续放疗会增加肿

瘤的致死性损伤效果，同时也会造成严重的正常组织损伤。因此，每周放疗 5 次是根据肿瘤的生物学规律、正常组织并发症情况、治疗计划和患者身体状况做出的调整。每周放疗 5 次是一种常见的治疗模式，有助于在保证治疗效果的同时，让患者的正常组织细胞和身体有足够的恢复时间，减轻放疗带来不良反应，提高生活质量。

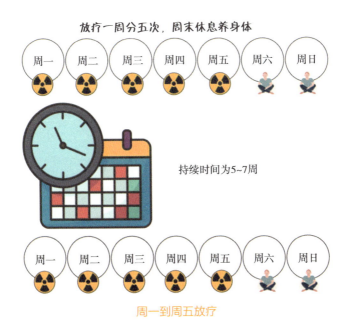

放疗一周分五次，周末休息养身体

持续时间为5~7周

周一到周五放疗

此外，放疗设备的正常工作是精准放疗实施的前提，放射治疗设备需要进行定期质量控制和检测。放疗剂量师可利用周末的时间对放疗机器的性能进行检测和调整，确保放疗设备的正常运行，减少放疗机器故障概率。

为什么有的人一天做两次放疗，有的人一天只做一次放疗

绝大多数骨与软组织肿瘤都是采用每天 1 次，每周 5 次的放疗方式。有两种情况可每天放疗 2 次。①超分割放疗：超分割放疗技术将每天 1 次的放疗剂量均分成 2 次来完成，2 次放疗间隔大于 6 小时。这种放疗方式可以加速骨与软组织肿瘤的致死性损伤，同时又能减少正常组织的亚致死性损伤，起到保护正常组织的作用，但患者总体放疗时间没有明显缩短。②加速超分割放疗：在超分割放疗基础上，增加放疗的单次放疗剂量。1.5～2.0Gy/次，2 次 / 日，每天 2 次放疗间隔大于 6 小时，5 天 / 周。已有研究显示这种放疗方式，缩短了放疗总时间，减少骨与软组织肿瘤加速再增殖的发生，但也可能增加正常

组织的损伤。

放疗大约需要多少费用

　　放射治疗的费用也是患者关心的一个重要话题，放疗费用的多少，无法一概而论，受多种因素的影响，包括放疗方式选择、设备选择、病情严重程度、疗程次数和医保政策调整等。随着新型精准放射治疗技术的进步，设备更加复杂，维护技术难度更高，设备成本也更高，这些导致放疗费用也有相应增加。从二维放疗、三维适形放疗到三维适形调强放疗，治疗技术和设备越先进，单次放疗费用越高。TOMO 刀、射波刀、术中放疗、质子重离子放疗这些新型放疗技术，治疗费用也会更高。

放疗中断会不会影响疗效

　　放疗后肿瘤细胞可能直接死亡，也有可能只是处于受伤状态。受伤的肿瘤细胞如果没有受到持续的放疗损伤，就可能会修复，继续存活和繁殖，导致放疗效果不理想。因此，骨与软组织肿瘤的放疗一般要连续进行，对受伤的肿瘤细胞进行持续火力打击，直至消灭。如果中断放疗时间太长，如超过 1 周及以上，会影响疗效。不建议患者打乱原本的放疗计划，随意暂停放疗。

但是，如果患者在放疗过程中出现严重不良反应，医生评估后必须暂停放疗并进行相应的处理，待好转后再继续放疗。对于这种中断放疗计划性的患者，医生会根据中断的时间、肿瘤组织类型和周围组织的耐受程度等，评估中断放疗对于治疗疗效的影响程度，必要时调整后续的放疗时间和剂量进行计划补偿。

放疗期间的疼痛怎么处理

疼痛就像家里的烟雾报警器，当烟雾报警器响起，提醒有火灾隐患，需要采取行动。同样，当身体感到疼痛时，就是在提醒有些问题需要关注和处理。放疗期间患者出现疼痛，可能是肿瘤本身的原因，也可能是肿瘤治疗带来的，需要及时告知医务人员。

疼痛分级	疼痛表现	镇痛方案	代表药物
轻度疼痛	就如同拔白头发时,眉头一皱,忍一下就过去了	一阶梯镇痛药	布洛芬、去痛片等
中度疼痛	如不小心割破手指,十指连心,持续存在,影响睡眠生活质量	二阶梯镇痛药:弱阿片药物	曲马多等,需要医生开具处方
重度疼痛	如已经疼到无法入睡,完全不能活动	三阶梯镇痛药:强阿片的药物	如吗啡等,需要医生开具处方

放疗期间出现疼痛应及时
向医生寻求帮助

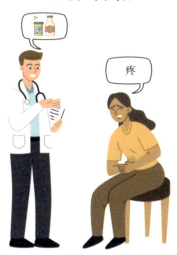

疼

对于放疗过程中的疼痛，患者和家属需要消除一些常见的误区。

误区 1：疼痛不是病，能忍才是真英雄

疼痛会影响睡眠、食欲、情绪等，从而引起机体抵抗力下降。所以疼痛无须忍耐，控制好疼痛，可以提高生活质量。

误区 2：镇痛药会成瘾，吃多了怕上瘾

口服镇痛药出现成瘾的现象极为罕见。如果口服止痛药，疼痛缓解不理想，需要增加口服镇痛药用量时，这并不是镇痛药成瘾，而是药物耐受现象。如果疼痛减轻，药物用量是可以逐渐减量的，所以千万不要担心。

误区 3：打针比吃药效果好

止痛药口服途径比注射途径更少产生耐药性，打针本身就会产生疼痛的感觉，不适用于长期疼痛患者。

误区 4：疼的时候服药，不疼的时候不用服药

按时服药是镇痛的首要原则。按时用药，可以保持体内止痛药浓度平稳，避免药物不足或过量，可以减少药物耐药性的发生。

骨与软组织肿瘤放疗期间是否需要涂保护皮肤的药物

放射线通常通过皮肤进入患者体内，因此皮肤反应是肿瘤放疗最常见的并发症之一，通常在放疗的不同阶段表现为不同程度的皮肤红斑、脱皮，甚至溃烂、坏死等。

放疗对皮肤组织的影响

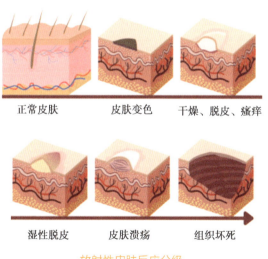

正常皮肤　　　皮肤变色　　　干燥、脱皮、瘙痒

湿性脱皮　　　皮肤溃疡　　　组织坏死

放射性皮肤反应分级

首先是皮肤发红，大概在治疗开始的1～2周。

治疗3周左右会出现干燥、发痒、干性脱屑的情况，这个阶段仍可以继续进行放疗。接着就是湿性脱皮，通常发生在治疗第4周，主要表现为水疱和渗液，局部出现疼痛和肿胀。这个时候需要医生进行评估决定是否继续放疗。

要不要使用皮肤保护剂，根据放疗的部位、肿瘤距离体表皮肤深浅度和放疗次数来决定。如头颈部及腋下、腹股沟肿瘤比较表浅，可以使用皮肤保护剂，而位于身体深部的肿瘤比如腹腔的软组织肉瘤等，皮肤受照射剂量较少，不一定都需要涂皮肤保护剂。

做好个人防护有助于减轻放疗皮肤反应，更好完成放疗。①保持放疗部位皮肤清洁干爽，尤其腹股沟及腋下的皱褶位置；②每天可以用温水轻轻清洗，然后用柔软的毛巾轻轻印干，千万不要在放射区域使用香皂、肥皂、爽身粉、止汗剂、润肤露等刺激性物品；③不要摩擦和按摩放疗部位；④穿宽松棉质的衣服；⑤放疗部位禁止冷、热敷、粘贴胶布和膏药；⑥避免阳光直接照射放疗部位的皮肤，尤其是头颈部骨软组织肿瘤放疗的患者。

头颈部骨与软组织肿瘤放疗，可能会有哪些不良反应

①皮肤反应：皮肤红斑、瘙痒、脱皮、烧灼感等，尤其是颈部放疗区域皱褶潮湿部位皮肤可能发生严重的皮肤反应如皮肤破损、溃疡等。②口腔反应：口腔黏膜炎和不同程度的溃疡，导致疼痛和进食困难等；口腔干燥：放疗过程中，腮腺等唾液腺受到放射线的照射损伤，可能导致唾液分泌减少，出现口干症。③听力损伤：听神经附近的肿瘤放疗，可损伤听神经导致听力下降或耳鸣等。④其他不良反应：疲劳、口味变化、味觉及嗅觉减退、食欲缺乏等。

胸部骨与软组织肿瘤放疗，可能会有哪些不良反应

①吞咽困难：胸部尤其是位于纵隔内的骨与软组织肿瘤放疗可损伤食管，导致吞咽疼痛或吞咽困难。②咳嗽咳痰：位于纵隔或者胸壁的骨与软组织肿瘤放疗时可见放射性肺炎，表现为咳嗽咳痰、胸

闷气短、呼吸困难等。③肺纤维化：长期反复的肺部炎症可能导致肺部纤维化，表现为活动后气促、气短、胸闷气紧、呼吸困难、肺功能下降等。④心脏损伤：如果放疗区域靠近心脏，可能会导致心律不齐、充血性心力衰竭或冠状动脉疾病等心脏问题。患者自觉心慌心悸，活动后心累气紧等。

腹部骨与软组织肿瘤放疗，可能会有哪些不良反应

①恶心呕吐：放疗可能会导致肠道功能紊乱，进而引发恶心和呕吐。患者应尽量在放疗前后30分钟避免饱腹，遵医嘱使用止吐药物。②腹痛腹泻：放疗会刺激肠道，引起腹泻。建议在腹部放疗期间避免食用辛辣刺激性食物，勿大量饮水，保持充足的水分摄入，遵医嘱服用肠道黏膜及止泻药物。③疲劳乏力：放疗过程中，患者的身体会消耗大量能量来对抗肿瘤，容易疲劳及乏力。建议保持良好的睡眠质量，在身体允许的情况下进行适度的锻炼。

四肢骨与软组织肿瘤放疗，可能会有哪些不良反应

①皮肤反应：皮肤发红、色素沉着、皮肤萎缩、皮肤纤维化，甚至出现皮肤破溃和脱皮，严重时出现溃疡、出血和感染。②关节和肌肉疼痛：靠近关节的放疗，可引起关节和肌肉疼痛，肢体挛缩和功能障碍。③神经损伤：感觉异常、肌无力等，通常在放疗结束后逐渐恢复，也有可能留下永久性的后遗症。位于脊柱的骨与软组织肿瘤，放疗可能导致脊髓损伤，但较少见。④发育畸形：对于处于生长期的青少年，放疗可影响骨骼的正常生长发育，从而引起肢体畸形，还可继发其他恶性肿瘤。⑤骨髓抑制：放疗会影响骨髓造血功能，导致白细胞、红细胞、血小板等血液成分减少，出现贫血、感染等，须密切关注，及时处理。

放疗过程中如何评估治疗疗效

放疗疗效可从三方面评估。①血液检查：通过血液里的肿瘤标志物水平判断。如果放疗前标志物

很高，而在放疗过程中逐渐下降，甚至变成正常水平，说明放疗有效。但如果它们一直在涨，可能提示放疗效果不佳。比如骨肉瘤的碱性磷酸酶、软组织肉瘤的乳酸脱氢酶和血清铁蛋白、横纹肌肉瘤的肌酸激酶均可作为疗效的评估参考指标。②影像检查：包括CT、核磁共振、彩超等，可直观反映肿瘤的位置和大小。对于骨与软组织肿瘤，更多推荐采用磁共振进行肿瘤疗效评估。③体格检查：医生可通过查体观察或者触摸肿块的大小、质地、活动度等，患者可通过症状缓解情况，评估判断放疗疗效。

放疗期间需要定期查血吗

骨髓的重要功能是造血，放疗可让骨髓受损（即骨髓抑制）。骨髓抑制的严重程度跟放疗的范围有关，放疗范围越大，出现骨髓抑制的概率越高。要时刻留意血液中血细胞的情况，当问题较严重时，医生会暂停放疗，并借助一些药物来帮助骨髓恢复造血功能。

每周至少要做一次血液检查，每个月检查1～2次肝、肾功能。如果放疗同时还在进行化疗／靶向／免疫治疗，由于不良反应的叠加效应，血液检查的频率要更高。

放疗期间定期查血

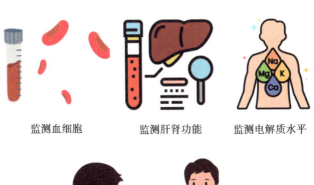

监测血细胞　　　　监测肝肾功能　　　　监测电解质水平

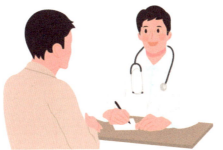

放疗期间，白细胞／红细胞／血小板低了，放疗要暂停吗

放疗期间，患者要定期做血液检验，密切监测血细胞数量的降低程度和趋势，及时发现骨髓抑制，即血细胞（包括白细胞、血细胞、红细胞）数量变少，其严重者抗病菌和凝血的能力减弱，甚至导致感染或者严重的出血。这些血细胞类似于身体里面的抗病"士兵"。有一些士兵，比如红细胞，它们的寿命很长，不容易一下子减少，但是有些"士兵"如白细胞和血小板的寿命比较短，可能会在放疗期间骤减。

骨肿瘤放疗，部分骨髓处于照射野内，血细胞直接暴露于射线照射下，血细胞损失的程度会更严重。一旦发现血细胞减少，要及时予以升白细胞、输红细胞、升血小板等处理。如果血细胞持续下降，必要时暂停放疗，等待血细胞数量的恢复。

放疗中如果发现肿瘤消退得很好，可以减少放疗次数吗

放疗中如果发现肿瘤消得很好，对医生和患者

来说都是一个欢欣鼓舞的事情。那么，是否据此就可以减少总的放疗次数呢？这要视具体情况而定。通常情况下，要想达到根治某种特定肿瘤的目的，需要足够高的放疗剂量才行。因此，即使肿瘤在放疗过程中消退明显，也不宜轻易减少肿瘤放疗总次数和总剂量，以免造成剂量不足所致的肿瘤局部复发。但是，肿瘤消退好，说明癌细胞对放射线非常敏感，医生可以根据患者实际情况，对放疗范围、放疗模式等适当进行调整后实施。对于部分特殊的患者，在确保疗效和足够的放疗剂量的基础上减少放疗的次数，但需要经过严密的监测和医生的专业判断。

放疗中如果发现肿瘤消退不好，需要调整放疗计划吗

如果放疗中发现治疗效果不太好，医生可考虑调整放疗计划来提高疗效。①增加放疗的强度：增加每次放疗的剂量或增加总次数，可提高治疗的效果。但是不能盲目增加力度，以免给身体造成不可逆的伤害，影响生活质量，甚至威胁生命。②改变

放疗的模式：增加每天的放疗次数，从每天1次变为每天2次，可让肿瘤更敏感。③尝试新的放疗方式：可考虑使用质子或重离子放疗，这种方法可以提高治疗的效果。④结合其他治疗方法：联合使用化疗、靶向治疗和免疫治疗等其他方法，可以增强治疗效果。

为什么放疗期间包块没缩小反而变大了，是放疗没有效果吗

有的骨与软组织肿瘤包块在放疗期间没有缩小，反而变大，患者非常担心是不是放疗没有效果。其实放疗期间包块变大有多种原因。①肿瘤类型不同：不同类型的肿瘤对放疗的反应各异。有些肿瘤对放疗可能不敏感，甚至在治疗期间继续增长。②评估的时机：肿瘤在放疗开始后一段时间内，由于肿瘤细胞的死亡和炎症反应，包块可能会显得增大。③放射性水肿：放疗可引起局部水肿，使得瘤区周围的组织体积增大。这种现象通常是暂时的。④瘤内出血或坏死：放疗可能导致肿瘤内部的血管受损，引起出血或坏死，会导致肿瘤体积增大。

因此，放疗期间如果发现肿块变大，不要过于担忧。医生会综合血液检查、影像学检查、体格检查、随访观察情况等确定肿块长大的确切原因，并针对性采取治疗措施。

放疗期间肿块变大的原因

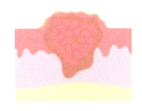

放疗敏感性差

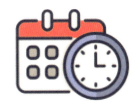

未到评估时间

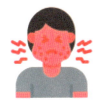

放射性水肿

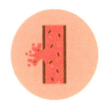

坏死出血

骨与软组织肿瘤放疗期间是否要联合化疗

这个问题包括两方面：第一需不需要联合化疗，

第二能不能联合化疗。①联合化疗的必要性：对于一些转移复发风险高的肿瘤，且患者一般情况可以耐受的情况下，医生可建议在放疗期间进行联合化疗，比如骨肉瘤、软组织肉瘤、横纹肌肉瘤等。因为放疗和化疗可以相互增强治疗效果。特别是对于一些复杂或晚期的肿瘤，联合使用有助于提高对肿瘤的控制。②化疗同步进行的可能性：如果患者一般情况较好，且放疗范围不太大，医生可安排放疗和化疗在相同的时间段内进行，以便更有效地对抗肿瘤。否则，医生可能建议分阶段进行这两种治疗，以减轻患者的身体负担。

骨与软组织肿瘤放疗期间是否需要联合靶向治疗

骨与软组织肿瘤在放疗期间是否需要联合靶向治疗，同样取决于具体的病情和医生的建议。有四个必须考虑的因素。①肿瘤的类型：不同类型的肿瘤对靶向治疗有不同的敏感性。有些肿瘤对特定的靶向药物可能更为敏感，而有些则可能不受益。例如侵袭性纤维瘤、血管肉瘤、腺泡状软组织肉瘤、平滑肌肉瘤、滑膜肉瘤等可考虑联合使用靶向药物。②治疗目标：靶向治疗通常是朝向特定分子或信号通路的，其设计初衷是更精准地干扰肿瘤的生长和扩散，联合靶向治疗可能会提高治疗效果。③个体化治疗：医生会根据患者的病情、病理学特征以及整体身体状况来制订个体化的治疗方案，靶向治疗可能被纳入整体治疗策略中。④治疗的耐受性：联合治疗的同时，也需要考虑患者的整体耐受性和可能的不良反应，同时进行多种治疗可能增加患者的身体负担，需要仔细权衡。

骨与软组织肿瘤放疗期间是否需要联合免疫治疗

　　骨与软组织肿瘤放疗是否联合免疫治疗，目前学术界还没有肯定的答案，与以下两个方面有关。①肿瘤类型：不同类型的骨与软组织肿瘤对免疫治疗的敏感性不同。软组织肉瘤、横纹肌肉瘤和骨肉瘤等对免疫治疗有良好的反应，而脊索瘤、尤因肉瘤、骨巨细胞瘤等的疗效可能较差。②患者的免疫状态：免疫治疗的效果受到患者自身免疫状态影响。

一些患者（如患自身免疫性疾病）可能对免疫治疗产生更强烈的反应，须慎用，而 PD-L1 表达阴性 / 微卫星稳定型 / 肿瘤突变负荷低的患者则可能因为疗效不佳不太适合联合免疫治疗。

总之，骨与软组织肿瘤要多学科综合治疗，医生应根据 PD-L1 表达高低、微卫星稳定情况和肿瘤突变负荷高低选择是否使用免疫治疗。患者和医生之间的沟通至关重要，以便了解免疫治疗可能的风险和益处，共同决定最合适的治疗方案。

骨与软组织肿瘤放疗期间，饮食方面要注意什么

患者放疗期间，正确饮食和良好营养非常重要，具体推荐见下图所示。①高蛋白食物，如瘦肉、鸡鸭、鱼虾、蛋类、牛奶、豆制品等，可以补充身体所需的蛋白质，增强身体免疫力，尤其是骨与软组织肿瘤术后放疗患者。②富含维生素的食物，如新鲜蔬菜、水果等，可以补充身体所需的维生素，有助于身体的功能恢复。③富含矿物质的食物，如海带、紫菜、芝麻、核桃等，可以补充身体所需的矿

物质，有助于维持身体的正常代谢，尤其适合于骨肿瘤术后放疗患者。④富含纤维素的食物，如燕麦、玉米等，可促进肠道蠕动，预防便秘。

专业营养搭配好，饮食禁忌要重视

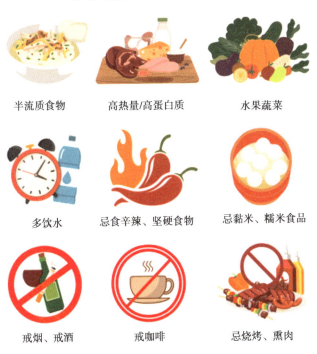

半流质食物　　　　高热量/高蛋白质　　　　水果蔬菜

多饮水　　　忌食辛辣、坚硬食物　　　忌黏米、糯米食品

戒烟、戒酒　　　　戒咖啡　　　　忌烧烤、熏肉

放疗期间忌口饮食：①避免过度油腻食物，如油炸食品和肥肉，会增加肠胃负担。②避免生冷、

辛辣食物，如冰淇淋、麻辣火锅和烧烤等，以免刺激口腔和损伤胃肠道黏膜。③避免刺激性饮品，如咖啡、浓茶、酒等，以免影响睡眠。④避免高盐、高糖、烟熏食物，如咸菜、甜品、腊肉、熏肉等。

骨与软组织肿瘤患者放疗期间可以运动吗

适当运动改善身体状况、缓解疲劳、提升生活质量

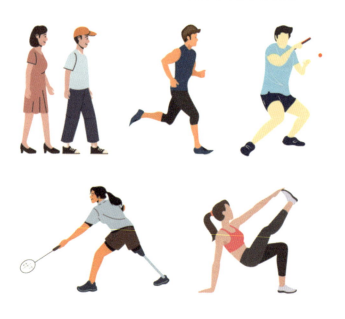

答案是肯定的，放疗期间合理运动可以促进血液循环、增强肌肉力量、促进心理健康、提高生活质量、减少并发症，如图所示。但是，由于骨与软组织肿瘤中有些肿瘤本身就位于骨、关节或肌肉部位，有些患者可能还经历了截肢手术，运动需要格外小心，过度活动反而会带来不良影响。①轻度运动，如散步、慢跑、太极拳等，这些活动对身体的负担较小。②中度运动，如游泳、登山、骑自行车等，这些运动可以增加患者的肌肉力量和心肺功能，但要量力而行，注意避免过度用力或疲劳。③重度运动，如力量训练、有氧运动等，这些运动可能会对患者的身体造成一定的影响，建议在专业医师指导下有针对性地进行康复训练，包括关节活动度训练、肌肉力量训练、平衡力训练和协调力训练等。

骨与软组织肿瘤截肢术后放疗，日常活动需要注意什么

对于截肢患者，在术后放疗过程中的日常活动有四点建议。①术后早期锻炼避免剧烈运动：截肢

术后要进行残肢功能锻炼及假肢功能锻炼，但剧烈运动会加重疼痛和不适感。②安装假肢：选择合适的型号和质量，确保舒适性和功能性。③参加康复训练：学习截肢术后的康复知识和技能，包括如何使用假肢、如何进行肌肉训练、如何进行日常生活，以便增强自信心和提高生活质量。④避免组织长时间受压：避免长时间保持同一姿势，如久坐、久站、久躺等。随时改变姿势放松肌肉和关节，预防压力性损伤及肌肉挛缩。尤其是在做模的时候应该特殊考虑。

骨与软组织肿瘤患者放疗期间为什么会得深静脉血栓

流水不腐，户枢不蠹。人体血管堵塞的罪魁祸首之一就是血栓。什么又是深静脉血栓？深静脉血栓是一种严重的血管疾病，是血液在深静脉内形成凝块，阻止了正常的血液循环。深静脉血栓通常发生在腿部，但也可能发生在其他部位，如果未经及时治疗，可能会导致患者严重的健康问题，甚至死亡，如图所示。

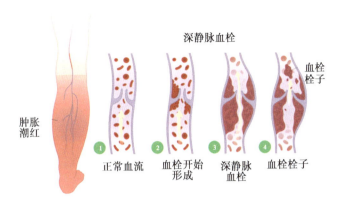

深静脉血栓

血栓栓子

肿胀潮红

1 正常血流

2 血栓开始形成

3 深静脉血栓

4 血栓栓子

　　骨与软组织肿瘤由于手术或对自身活动的影响，或长时间卧床或行动不便的恢复期患者，由于缺乏运动，也可能增加血栓的风险。因此，对于骨与软组织肿瘤患者，预防深静脉血栓的形成非常重要。①运动：定期进行被动运动或轻度运动，改善血液循环。②饮食：保持健康的饮食习惯，多摄入富含纤维的食物，保持充足的水分，有助于降低血液的黏稠度。③避免长时间卧床：病情原因确实需要卧床休息，应定期改变体位，在床上进行力所能及的活动包括膝关节、踝关节及髋关节充分的屈伸运动，促进血液循环。④穿着医用弹力袜：医用弹力袜可以帮助改善下肢血液循环。⑤遵医嘱服用药物：医生可能会开具预防性的药物（如抗凝药等），按时用药，以降低血栓的风险。

　　放疗开始后，患者务必要调整心态，积极配合治疗。在放疗过程中，患者和家属需要密切观察模具的变化、放疗的不良反应，定期监测血常规并到医生处面诊。医生需要根据患者的治疗疗效、不良反应等调整放疗计划。骨与软组织肿瘤患者在放疗过程中，还需要注意休息、合理膳食，尤其是需要适宜的功能锻炼。

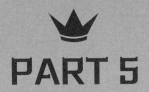

PART 5

不容懈怠
放疗后随访康复

放疗终于完成了，患者和家属都可以长舒一口气。然而，并不是所有患者放疗结束后就可以高枕无忧。本篇要注意的是怎样通过合理的方法，如营养治疗、运动锻炼等来进行预防和治疗呢？针对这些问题，本篇一一详细阐述。

新辅助放疗后多长时间可以手术

新辅助放疗的主要目的是缩小肿瘤，提高根治性手术的成功率，降低局部复发的风险。患者在新辅助放疗中，肿瘤周围正常组织器官也会受到放射线照射而造成一定的损伤。新辅助放疗和手术的间隔期间，就是在等待正常组织器官的功能恢复，另外肿瘤细胞在这段时间内还会持续消退。

手术以后要检查，综合考虑遵医嘱

手术情况　肿瘤分期　身体状况

遵医嘱

至于新辅助放疗后多久行手术，这个得根据患者自身的情况来决定，不能太早，也不能太晚，如图所示。如果太早，像四肢骨与软组织肿瘤或者躯干部浅表的肿瘤放疗所致的皮肤反应可能导致伤口愈合不佳。如果太晚，肿瘤进展后又可能错过最佳的手术时机。新辅助放疗后最佳手术时机是放疗后2～4周。

新辅助放疗后等待手术期间，肿瘤会继续增大吗

　　新辅助放疗就是在手术前行放疗，缩小肿瘤，然后等待一段时间，再行手术，减少复发转移的风险，延长生存时间。有些患者可能会担心新辅助放疗后等待的这段时间肿瘤会长大，甚至出现转移。其实放射线作用于肿瘤细胞的杀伤效应，在放疗后仍会持续存在一段时间。所以，绝大多数的患者在放疗后等待手术的时间，肿瘤是不会长大，甚至可能还会继续缩小。当然，医生也会密切随访观察患者肿瘤变化情况，及时发现病情变化，及时处理。

做了放疗，又做了手术，肿瘤还会复发吗

这个问题就像是在问，你把家里门窗都锁好了，小偷还会不会偷东西一样？放疗、手术，就像是给家里装上了最高级的防盗系统，再把门窗又加固了一番。虽然并非所有病例都会出现复发，但很多时候肿瘤还是会找到新的破窗办法，突破安全防线。

肿瘤会不会复发？一要看肿瘤本身的类型，恶性程度越高的亚型，肯定复发率会更高；二要看治疗时机。治疗的时机越晚，对应的疗效越差。所以医生一直强调肿瘤要"早发现、早治疗"；三要看医疗技术过不过关，如手术切除彻不彻底，放疗照射的范围够不够，放疗剂量足不足等。

放疗结束后还会不会有不良反应

放疗结束后肯定会有不良反应。放疗的不良反应要持续多久，没有定数。因为，放疗导致的损伤分为近期损伤和远期损伤。近期损伤为放疗期间或者放疗刚结束后出现的不适，包括皮肤色素沉着、

脱皮、皮肤溃烂、白细胞减少、血小板减少、影响伤口愈合等，一般在放疗结束后可很快修复；远期损伤在治疗结束之后数月到几年出现，如骨质疏松、关节功能障碍和肌肉纤维化等。晚期并发症的恢复需要较长的时间，要密切随访观察。

放疗结束后如何复查

骨与软组织肿瘤放疗结束后，要进行规律复查。前 2 年每 3 个月复查 1 次；2 年以后如果没有特殊情况每半年复查 1 次；过了 5 年以后如果没有特殊情况，则每年复查 1 次。复查项目包括血液检查及影像学检查（如胸部 CT、病变部位 MRI，必要的时候可以考虑 PET-CT）。任何时间患者出现病情变化，则应及时复查。

放疗结束后，如果肿瘤已经完全消退，还会复发、转移吗

放疗是一种针对肿瘤的局部治疗手段。对于一些早期的肿瘤，局部放疗可能会让这群肿瘤细胞灭

迹。但是肿瘤细胞非常狡猾，可在很早期就像蒲公英种子一样脱离原来的地方，随血液、淋巴管道跑到其他地方，比如肺、肝、骨等地方悄悄躲起来（转移）。而且放疗区域中也可能会出现生命力极其顽强的肿瘤细胞，放疗也不能杀死它，也会卷土重来。因此，放疗结束后，即使肿瘤已经完全消退，肿瘤还有复发和转移的风险。患者在放疗之后一方面要通过营养、运动等方式增强自身免疫力，另一方面要定期复查，尽早发现，尽早治疗。

出现哪些症状需要警惕肿瘤的复发转移

放疗结束后，这七种情况要警惕复发转移。①发现直观的包块：包括以前手术或放疗的地方又长出来包块，或者其他地方长出新包块，都要警惕。如果在颈部、腋窝、腹股沟摸到包块，要警惕肿瘤淋巴结转移。②突然消瘦、疲乏、食欲变差：因为肿瘤复发会消耗身体的营养，改变代谢状态。③骨痛：因骨转移部位可能会出现疼痛。④持续发热：为肿瘤长大出现坏死所致。⑤吞咽困难／肠梗阻：因肿瘤引起食管、肠道狭窄。⑥呼吸困难：肿瘤压迫气管所致。⑦局部水肿：为肿瘤压迫血管引起。

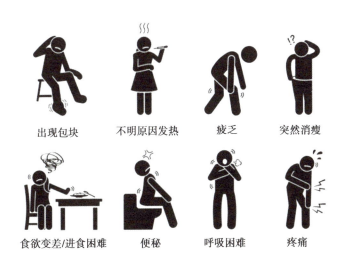

出现包块	不明原因发热	疲乏	突然消瘦
食欲变差/进食困难	便秘	呼吸困难	疼痛

放疗结束后，如何知道病治好没有

放疗结束后，患者或家属最想知道的是到底肿瘤治好了没有。①细心观察身体发出的各种"不舒服"的信号。比如精神状态最近莫名其妙的不怎么好，或者体重短时间内下降很多，再或者身体某个地方突然长了个"包包"，再或者身体突然疼痛。②定期复查。即使患者觉得状态很好，没有任何不舒服，也不能掉以轻心，要定期到医院进行复查。医生会安排一些针对性检查，包括 CT、MRI、彩超等来评估患者肿瘤治疗效果，是否存在肿瘤复发或转移。

骨与软组织肿瘤放疗后怎么预防复发转移

放疗后局部复发或远处转移是骨与软组织肿瘤治疗失败最主要的方式之一，要格外重视。①生活方式很关键。保持乐观、积极向上的心态，均衡饮食，保持合适的体重，养成良好的生活习惯，避免过度劳累，适当规律的锻炼。②听医生的话。按照医生嘱咐的时间去定期复查，不能随意更改复查的频率。复查的周期一般为术后 2 年内每 3 个月 1 次，第 2～5 年每半年复查 1 次，之后每年复查 1 次。

头颈部骨与软组织肿瘤放疗后，如何进行功能锻炼

头颈部骨与软组织肿瘤在放射治疗期间在杀灭

身体里"坏蛋"，也会不小心误伤到"好人"，如肌肉、唾液腺等，会出现张口困难，吞咽梗阻，颈部僵硬等症状。这些症状往往会持续到放疗结束后的较长时间。所以，在放疗后有必要继续进行科学的功能锻炼，如图所示。

头部软组织肿瘤功能锻炼的"秘籍"：

(1) 漱口运动：每次进食后用漱口水、淡盐水漱口，鼓腮与吸吮交替结合，含漱 1～3 分钟，消除齿缝间的食物残渣，保持口腔清洁。

(2) 鼓腮运动：闭住口唇向外吹气，使腮部鼓起，将双手大拇指放在颞颌关节，其余四指放在鼓起的颊部，轻轻按摩颞颌关节，然后顺时针做一个八拍，张口换气，再逆时针做一个八拍，每天 3 次，预防颞颌关节及其周围肌肉组织的纤维化，增加鼓室压力，减轻耳部并发症。

颈部软组织肿瘤功能锻炼的具体方法。

(1) 吞咽运动：经常做吞咽动作，使唾液下咽，减轻口干舌燥，防止口腔功能退化而发生吞咽困难。

(2) 颈部运动：根据个人情况，上下左右缓慢点头或摇头，每天 3 次，每次 10 分钟，有效预防颈部组织纤维化。

头颈部放疗后功能锻炼

张口练习

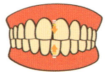

叩齿练习

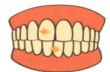

搓齿练习

鼓腮练习

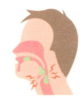

咽津练习

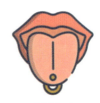

舌部练习

胸部骨与软组织肿瘤患者放疗后应如何进行功能锻炼

胸部骨与软组织肿瘤患者放疗后，可能会出现胸部疼痛、呼吸困难等症状，这会对患者的日常生活造成一定的影响。功能锻炼是一种有效的康复方法，可以帮助患者改善呼吸功能，减轻疼痛，提高生活质量。通过功能锻炼，还可以让患者更好适应日常生活和工作，减少并发症的发生。主要的锻炼方法如图所示。

胸部放疗后功能锻炼

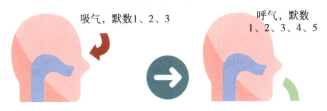

吸气，默数1、2、3　　　　　　呼气，默数
　　　　　　　　　　　　　　　1、2、3、4、5

(1) 深呼吸运动：可以采取坐位或卧位，深吸一口气，让气流缓慢地通过鼻腔或口腔进入肺部，然后缓慢地呼出。

(2) 腹式呼吸：取立位（体弱者可取半卧位或坐位），左、右手分别放在腹部和胸前。全身肌肉放松，静息呼吸。吸气时用鼻吸入，尽力挺腹，胸部不动；呼气时用口呼出，同时收缩腹部，胸廓保持最小活动幅度，慢呼深吸，增加肺泡通气量。频次：每分钟呼吸 7～8 次，如此反复训练，每次 10～20min，每天 2 次。

(3) 有效咳嗽：首先需要深吸气，接着如同咳嗽时，用力呼出空气，过程中嘴巴持续打开发出一种类似"哈"的声音。

骨与软组织肿瘤保肢术后放疗，应如何进行功能锻炼

四肢放疗后功能锻炼

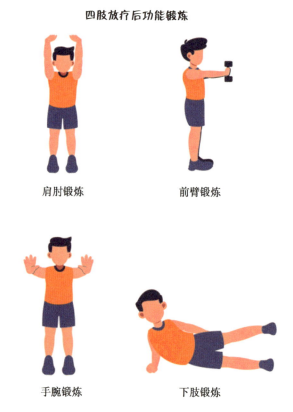

肩肘锻炼　　　　　　　　　前臂锻炼

手腕锻炼　　　　　　　　　下肢锻炼

　　放疗后锻炼的目标是帮助患者保持肌肉力量和关节活动性，防止放疗导致的肌肉萎缩和关节僵硬，

对于骨与软组织肿瘤保肢术后的患者至关重要。根据上下肢的损伤程度、性质、类型的不同，建议在康复师的指导下，选用不同的功能锻炼方式。

肢体术后怎样进行功能锻炼

肢体手术后的功能锻炼是康复的关键，不仅有利于减少术后并发症，还能改善机体功能状态，加速患者康复。

肢体术后功能锻炼

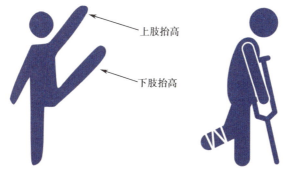

上肢抬高

下肢抬高

早期：抬高肢体，减轻肿胀　　　　初期下床，拄拐行走，减轻疼痛

①术后早期（卧床期）：患者主要的问题是肢体肿胀与疼痛。可以使用支撑垫将术侧肢体抬高，促进血液回流，减轻肢体肿胀。此外，通过用药有效

镇痛后，可以进行相邻关节的活动。②过渡期（初期下床）：包括拄拐步行、轻微的伸展等，克服心理恐惧，从简单到复杂逐渐增加活动强度和范围至关重要。首次下床活动应当在医护人员指导下完成，学会助行装置的正确使用方法。③特殊患者功能锻炼：髋关节置换患者为了延长假体使用寿命、预防假体脱出，下床时遵循从先使用助行器支撑身体到拄拐活动，最后才是独立行走。6个月内避免做髋关节的内收、内旋、外旋、屈髋大于90°的动作。如不坐矮凳，不盘腿或跷二郎腿，不弯腰拾物等。下肢截肢患者在最初的下床活动期间，务必有家属陪同，避免跌倒。部分截肢患者在术后可能出现"幻肢痛"，可采用残端反复拍打、扎弹性绷带、尽早佩戴假肢等方法，缓解幻肢痛。

放疗后还可以生育吗

放射治疗是一种局部治疗手段，对患者生育的影响因照射部位不同而不同。①如果照射范围不包括生殖器官（如卵巢、精囊、睾丸等），大多数情况下不会影响患者的生育功能。②盆腔骨软组织肿瘤的放疗，因放射线可能部分对生殖系统造成损伤，不建议在放射治疗结束后短时间内生育，可以在病情稳定后咨询放疗医生和生殖专业医生后再考虑生育。③直接针对生殖器官（如卵巢、精囊、睾丸等）的放射治疗，可能会导致患者生育功能的丧失，建议有生育需求的患者，在放疗前进行自体精子、卵子冷冻保存等生育保存方法。

肿瘤放疗部位出现复发 / 转移还可以再次放疗吗

骨与软组织肿瘤放疗后如果出现复发 / 转移可否再次放疗，需要进一步判断复发部位是否在以前放疗的范围，以及放疗结束至复发的时间间隔。①如果复发是在以前的放疗范围之内，则再次放疗须谨慎。②如果间隔时间很长，如超过 1 年，可再次放疗，但是再次放疗的剂量是会减少，同时放疗相关不良反应可能会较重。③如果放疗结束距离复发时间较短，可以考虑近距离放疗或者质子治疗，也可以考虑手术后再行放疗，尽量减少放疗相关不良反应。

放疗后可以抽烟喝酒吗

放疗后不建议患者抽烟，多项研究已经证明抽烟会严重影响放疗的效果，且增加二次肿瘤、心脏损伤等风险。抽烟还可能导致呼吸道和肺部受损，增加感染和患阻塞性肺疾病等的风险。放疗后不建议患者饮酒，以避免加重正常组织如消化道黏膜、肝脏等的放射性损伤，如放射性口腔黏膜炎、放射线食管炎、放射性直肠炎等。

放疗后多久可以上班

放疗后多久可以上班，取决于多种因素，包括疾病严重程度、身体状况、放疗部位、放疗不良反应、工作强度等。放疗会消耗体内能量，放疗期间及结束后的4～6周患者会感觉疲劳，不建议放疗结束后立刻上班。①一般来说，放疗后需要几周到几个月的康复时间，以确保身体能够承受工作的强度和压力。②患者肿瘤分期较早，病情较轻，且工作性质不需要过高的身体强度，可以和正常人一样生活的患者，不仅可以正常上班，最好每天散散步、慢跑一下，适当运动，保持良好心态。③患者需要做同步化疗或序贯化疗的，建议在化疗后休养6个月再考虑工作。④带瘤生存的患者可在医生的严密观察下，做一些力所能及的轻松工作，密切观察身体状况和工作耐受程度，及时调整工作时间和休息时间，保障身体健康。

放疗后免疫治疗什么时候可以停

有些骨与软组织肿瘤患者在放疗结束后，仍要继续使用靶向治疗/免疫治疗，但什么时候停药是患者和家属最关心的问题。不同的患者靶向治疗停药的时间不一样。①肿瘤控制良好、无复发转移者，一直维持治疗至特定时间点结束。②因为基因突变、分子变化等导致靶向治疗失去疗效，即耐药者，要更换靶向治疗药物或者停止靶向治疗。③患者因为自身原因主动停药。医生一般建议，免疫治疗在有效且不良反应可耐受情况下，维持1～2年。如出现较为严重的并发症如甲状腺功能减退、肝功能不全、心肌损伤、免疫性肺炎等，应考虑停药，并积极处理不良反应。

专家有话说

　　"宜将剩勇追穷寇，不可沽名学霸王。"骨与软组织肿瘤放疗结束后肿瘤消退，意味着我们取得了阶段性胜利，但仍不可放松警惕，肿瘤有一定的复发转移风险。因此，长期随访，定期复诊，非常必要。

后　记

　　带着使命感和紧迫感，完成了本部科普作品，不禁掩卷沉思：在这个科技日新月异的时代，人们对健康的关注度越来越高，而肿瘤作为现代社会的一种常见疾病，也受到了广泛关注。然而，有关骨与软组织肿瘤放疗的科学解读、科普介绍极少见到，很多患者对这种疾病的认识还停留在"不治之症"的阶段。因此，从事放疗工作的我们，都觉得非常有必要编写一部有关骨与软组织肿瘤的科普图书，以帮助更多的人了解这种疾病，了解放疗这种治疗方式，让更多患者朋友从中受益。

　　在本书撰写过程中，团队参考了大量的医学文献和资料，同时也与各领域的专家进行了深入的交流和探讨。我们力求将前沿、科学的医学知识以生动易懂的科普形式传递给读者，让大家对骨与软组织肿瘤有一个全面、准确的认识。

同时，我们也希望通过本书，能够引起更多人对骨与软组织肿瘤的关注和研究。只有当我们对这种疾病有了更深入的了解和认识，才能更好地预防和治疗它，为患者带来更多的希望和生机。

最后，要感谢所有参与本书编写和出版的人员，是他们的辛勤付出和努力，才使本书得以顺利出版。同时，也要感谢所有阅读本书的读者，希望这本书能够为您带来一些有关骨与软组织肿瘤放疗的新认识和新理解。

李涛　吕家华